HYDROLOGIE ÉLÉMENTAIRE

A

A L'USAGE DES MÉDECINS

HYDROLOGIE ÉLÉMENTAIRE

A

L'USAGE DES MÉDECINS

PAR

Allyre CHASSEVANT

PROFESSEUR AGRÉGÉ A LA FACULTÉ DE MÉDECINE DE PARIS

24 Figures dans le texte

PARIS

VIGOT FRÈRES, ÉDITEURS

23, PLACE DE L'ÉCOLE-DE-MÉDECINE, 23

1912

HYDROLOGIE ÉLÉMENTAIRE

A L'USAGE DES MÉDECINS

INTRODUCTION

Pour que le médecin puisse utilement faire acte de thérapeute, il lui est nécessaire d'avoir des notions précises et exactes sur la constitution, l'aspect, la composition, l'origine et les propriétés pharmacologiques des médicaments qu'il prescrit.

Il est tout aussi indispensable au médecin, qui veut mettre en œuvre les ressources thérapeutiques des sources hydrominérales, de connaître la matière médicale et la pharmacologie des eaux minérales, c'est-à-dire d'acquérir des notions précises d'*hydrologie*.

De même que l'enseignement de la cure des maladies par les médicaments comporte deux branches distinctes : la *pharmacologie* et la *thérapeutique*, l'étude des eaux minérales appliquée à la cure des malades comporte deux enseignements spéciaux : l'*hydrologie* et la *crénothérapie*.

L'*hydrologie* : matière médicale et pharmacologie des eaux minérales, ressortit de plusieurs sciences appliquées : géologie, minéralogie, physique, chimie, physico-chimie, art de l'ingénieur, physiologie, pharmacodynamie.

La *crénothérapie* est l'étude des indications et contre-indications des médicaments hydrominéraux appliqués à la cure des maladies.

Ce sont deux enseignements bien différenciés.

Dans ce volume, consacré à l'hydrologie, seront exposées les notions élémentaires et compendieuses, c'est-à-dire abrégées, des sciences, qui permettent de connaître l'origine, la composition, les propriétés physiques, physico-chimiques, chimiques et pharmacologiques des ressources hydrominérales de la France.

Je m'efforcerai ici, comme je l'ai toujours fait dans mon enseignement, d'exposer des faits précis débarrassés des hypothèses et des théories, qui les obscurcissent. Je me placerai toujours au point de vue du médecin praticien, de façon à lui démontrer la simplicité et la logique des phénomènes étudiés, et à faire son éducation pour l'empêcher d'être victime de la réclame hyperbolique, qui veut attribuer à des phénomènes physiques ou chimiques banaux, des vertus mirifiques et mer-

veilleuses et profitant de l'ignorance d'autrui
organise un bluff thérapeutique, en se servant de
la science moderne, comme les charlatans d'autrefois basaient leur thaumaturgie sur l'ancienne
alchimie.

PREMIÈRE PARTIE

GÉNÉRALITÉS

CHAPITRE PREMIER

Notions élémentaires de géologie appliquée à l'hydrologie

Lorsqu'on aborde l'étude de l'hydrologie, c'est-à-dire l'étude de l'évolution de l'eau dans la nature ; on s'aperçoit qu'il faut préalablement connaître la structure du sol ; car l'eau acquiert au contact du sol et du sous-sol des propriétés et des défauts dont le médecin doit être instruit pour pouvoir utiliser ces eaux dans un but curatif, ou en défendre l'usage au nom de l'hygiène.

La géologie, science philosophique, est difficile à pénétrer pour les profanes, les initiés parlent entre eux une langue spécialisée et les termes géologiques sont abscons pour ceux qui n'ont pas consacré de longs moments à leur étude.

La science géologique s'est donné pour but de reconstituer l'histoire de la terre, dans les longues périodes qui ont précédé l'apparition tardive de l'homme. Nous n'avons pas à suivre ici les géologues dans leurs hypothèses et leurs déductions scientifiques sur ce sujet, mais nous devons nous servir de celles de leurs découvertes qui permettent de prévoir, dans une certaine mesure, l'origine, la composition, la direction et l'abondance des eaux souterraines, suivant la structure du terrain superficiel.

Les géologues ont divisé les terrains suivant l'époque qu'ils attribuent à leur formation en quatre grandes périodes : ères primaire, secondaire, tertiaire et quaternaire.

Ils ont ensuite divisé chacune de ces périodes en un certain nombre de périodes secondaires : *Etages,* qu'ils ont différenciés entre eux en attribuant aux terrains, qui se sont formés à ces étages, des noms tirés des régions géographiques où ces terrains se trouvent en plus grande abondance, ou dans lesquels leur étude a été poursuivie avec le plus de méthode.

Un des terrains les plus primitifs de l'ère primaire a été nommé terrain *Cambrien,* nom dérivé du terme géographique Cambrie (pays de Galles) parce que, dans cette région, ce terrain affleure la surface et y a été plus particulièrement étudié. On a de même dénommé terrain *Silurien,* nom dérivé du terme géographique : pays des Silures (pays de Galles),un terrain appartenant aussi à l'ère primaire, qui affleure dans ces mêmes régions.

En vertu des mêmes principes on a dénommé terrain *Lutécien* le terrain quaternaire, qui constitue le sous-sol parisien.

Nous n'insisterons pas ici sur la signification de ces termes dont, du reste, nous nous efforcerons de ne pas nous servir.

Je renverrai ceux des lecteurs, qui désirent pénétrer plus profondément dans l'étude des cartes géologiques et apprendre à faire des coupes géologiques, à l'excellent ouvrage publié par M. de Launay dans le traité d'hygiène de Brouardel-Chantemesse et Mosny, intitulé *Le Sol*, étude géologique.

Structure de la terre. Paléogéographie.
Roches ignées et sédiments.

L'apparence actuelle de la terre, sa structure superficielle n'est qu'un phénomène éphémère. Au cours de sa vie, c'est-à-dire des temps écoulés depuis les premiers âges de sa constitution en planète, la terre a constamment changé de forme, son écorce superficielle a subi et subit encore actuellement des modifications dans son aspect, de telle sorte que les mers, les continents, les montagnes, les lacs se sont succédé tour à tour alternativement en chaque point du globe. Chacune de ces phases a laissé son empreinte caractéristique dans les terrains.

C'est l'histoire de ces successions de transformation que le géologue s'efforce de débrouiller et de décrire. Cette science constitue la *paléogéographie*.

Aux premiers âges de l'existence de la terre, on suppose que tous les éléments, qui composent l'écorce terrestre actuelle, se trouvaient à un état de dissociation, semblable à celui où sont actuellement les éléments des nébuleuses, ainsi que le démontre l'analyse spectrale astronomique. Peu à peu, le centre cosmique s'est condensé et refroidi, permettant aux éléments de se combiner entre eux et de former une masse concrète.

Le refroidissement se poursuivant progressivement et étant plus considérable à la périphérie, la masse terrestre en ignition s'est recouverte d'une croûte solide, ayant une épaisseur plus ou moins considérable, de quelques centaines de kilomètres en moyenne, épaisseur infime par rapport au diamètre de la terre, proportionnellement de beaucoup inférieure à celle d'une coquille par rapport à l'œuf, comparable plutôt à celle de la pelure d'une pomme.

On conçoit donc facilement que cette écorce, appliquée sur le noyau central, subit le contrecoup de toutes les modifications de ce noyau, notamment se plisse comme un manteau trop large au fur et à mesure que ce noyau diminue de volume, en raison de la contraction due à son refroidissement progressif. Chacun de ces plis forme des rides à la surface du sol, et contribue à la constitution des montagnes et des abîmes.

Le problème n'est pas tout à fait aussi simple qu'il apparaît lorsqu'on le schématise, car autour du noyau igné se trouvait une atmosphère gazeuse, qui a été isolée de la masse ignée lors de la formation de la croûte terrestre.

Isolée du foyer igné, cette atmosphère s'est refroidie ; aussitôt que la température s'est abaissée au-dessous de la température critique de dissociation de l'eau (1.800°), l'hydrogène et l'oxygène, qui se trouvaient dans cette atmosphère, se sont combinés pour former de la vapeur d'eau ; et sitôt que l'écorce terrestre s'est refroidie au-dessous de 100°, cette vapeur d'eau s'est condensée et s'est précipitée sur le sol par le mécanisme que nous observons encore actuellement et qui engendre les pluies et autres phénomènes météoriques aqueux.

L'eau ainsi précipitée à la surface du sol a commencé son œuvre d'érosion sur les roches, et de nivellement, par stratification des éléments arrachés à ces roches cristallines.

Lorsqu'on fait l'analyse des roches et des terrains, qui constituent l'écorce terrestre, on constate que la composition moyenne de cette écorce est celle d'un silicate d'alumine, de fer, de chaux, de magnésie, de potasse et de soude, où entrent pour environ 1 °/₀ d'autres substances étrangères.

Les éléments chimiques qui entrent dans cette écorce y sont représentés par ordre d'importance dans les proportions suivantes :

Oxygène	47,10	
Silicium	27,90	
Aluminium	8,10	
Fer	4,70	
Calcium	3,50	
Sodium	2,70	
Magnésium	2,60	
Potassium	2,40	99,00
Titane	0,30	
Hydrogène	0,20	
Chlore	0,17	
Carbone	0,10	
Phosphore	0,10	
Manganèse	0,07	
Soufre	0,06	
Baryum	0,03	
Fluor	0,03	
Azote	0,02	
Chrome	0,01	
Zirconium	0,01	
Nickel	0,005	
Strontium	0,005	
Lithium	0,005	1,115
Total	100,115	

Les roches des terrains primitifs, qui ont constitué la première croûte, se sont produites par solidification à la surface d'une masse en fusion ignée, on les désigne sous le nom de *roches cristallines*, elles ont cristallisé à la surface de la terre comme la gangue cristallise à la surface d'un cubilot de fonte dans le haut fourneau. Elles ont constitué les roches compactes et profondes du terrain primitif, que nous pouvons admettre en pratique, comme étant des masses de profondeur illimitée. Ces roches sont constituées par des *granits*, et contiennent principalement les espèces minéralogiques suivantes :

Feldspath : silicate d'alumine et de potasse.

Micas : silicates complexes dans lesquels prédomine tantôt la magnésie : *micas magnésiens ;* tantôt la potasse : *micas potassiques*.

Le *quartz*, silice anhydre cristallisée ; le *péridot*, silicate d'alumine et de magnésie ; le *pyroxène*, silicate de chaux et de magnésie, etc.

Ces roches, d'origine ignée, résultant de la cristallisation en milieu en fusion, sont inégalement attaquables par l'eau.

Sous l'action de l'eau échauffée sous pressions ces roches se transforment en *terrains métamorphiques*, terrains que l'on trouve en place de la roche cristalline primitive à la base des terrains de l'ère azoïque : *gneiss, micaschistes*, roches qui ont perdu en partie leurs sels solubles.

Lorsque les premiers plissements sont intervenus, l'eau ruisselant sur les pentes formées a ajouté à son action dissolvante l'action érosive mécanique que nous constatons encore actuellement, dans les montagnes (torrents). Les matériaux insolubles ainsi détachés sont venus combler les vallées, les abîmes, les gouffres, constitués soit par les plissements de l'écorce terrestre, soit creusés par les eaux antérieurement, par le mécanisme d'érosion et de dissolution.

Ces éléments se sont déposés couches par couches, suivant leur densité et en raison inverse de leur ténuité.

Ces couches ont été dénommées : *strates*, et le phénomène qui les a constituées : la *stratification*.

Ces strates sont composées de trois ou quatre éléments principaux.

Tantôt on y trouve des *sables* plus ou moins grossiers, plus ou moins agglomérés : *grès, quartzites*, et quand les galets s'y trouvent abondants : *conglomérats* ou *poudingues*.

Tantôt il s'agit d'*argiles* fines, lesquelles sont parfois durcies et laminées, constituant les *schistes* et les *ardoises*.

La vie est venue aussi apporter aux terrains de sédimentation l'appoint des cadavres végétaux et animaux.

Tandis que les coraux construisaient au fond des mers les *terrains carbonatés* par le même mécanisme qu'actuellement, se construisent encore les récifs coralliens dans les mers modernes ; les cadavres de mollusques constituaient le *calcaire grossier* et la *craie*. Les squelettes phosphatés des animaux formaient, dans des cavernes qu'ils comblaient, les poches de *phosphates fossiles* ; les végétaux antédiluviens, enfouis dans les plissements, constituaient lentement la *houille* du terrain carbonifère.

L'œuvre de désagrégation du ruissellement de l'eau, se poursuivant sur ces strates, a constitué encore de nouveaux terrains dans lesquels les grès peuvent être mêlés à l'argile : *grès argileux*, les argiles mêlées aux calcaires : *marnes*.

La constitution de ces stratifications a une grande importance car elle joue un grand rôle vis-à-vis de la circulation souterraine des eaux minérales et potables.

Superposition chronologique des terrains géologiques.

Pour se rendre compte de la structure géologique du sol, l'homme a classé les terrains d'après l'époque supposée de leur formation. Le tableau suivant donne une notion élémentaire de l'empilement successif des terrains de sédimentation au-dessus de l'écorce primitive constituée par les roches cristallines, qui recouvrent le noyau central igné.

Superposition chronologique des terrains géologiques.

ÈRES	Structure minéralogique	FOSSILES	ÉPOQUES	Roches éruptives, filons métalliques, dépôts minéraux	Phénomènes sismiques
Ere Quaternaire	Mél. de toutes les roches empruntées aux terrains inférieurs.	Animaux et plantes modernes.	Période récente. Alluvions modern Période ancienne. Grands glaciers.		Volcans d'Auvergne. Volcans d'Italie.
Ère Tertiaire Néozoïque	Craie en couches épaisses.	Faune et flore moderne. Apparition de l'homme.	Néogène.	Basaltes. Trachites. Andésite. Cuivre et plomb.	Soulèvement des Andes. Soulèvement des Alpes.
			Eogène.	Ophites, Cuivre. Serpentine, Plomb.	Soulèvement des Pyrénées.
Ère Secondaire ou Mésozoïque	Calcaires et dolomies sédimentaires. Grès.	Ebauches de types modernes d'animaux et de plantes.	Crétacique.	Gypse.	
			Jurassique.	Fer (dépôt alumino-ferrugineux des eaux minérales).	
			Liasique.	Quartz, Plomb. Baryte. Dolomies.	
			Triasique,	Gypse et Anhydrite. Cuivre. Sel. Bitume. Métaphyres. Ophites.	
Ère Primaire ou Paléozoïque	Calcaires cristallins. Grès sédimentaires.	Êtres vivants, antédiluviens. Apparition des poissons à l'époque Permienne.	Permien.	Gypse, Fer.	Soulèv. de la chaîne hercynienne.
			Carboniférien.	Sel. Houille. Porphyres. Métaphyres.	Plateau central. (Vosges, Forêt Noire, Bohême).
			Dévonien.	Roches granitoïdes. Etain.	Chaîne calédonienne. (Ecosse, Norvège, Bretagne).
	Granits Feldspath.		Silurien.	Granit, Pétrole. Diorite.	
			Précambrien.	Granit { Métaux natifs. Métaux précieux.	Chaîne huronienne (Laponie, Finlande, Canada).
Noyau central	Parties supérieures, silicates en fusion. Partie centrale, métaux en fusion.				

Les géologues ont classé chronologiquement
ces terrains sédimentaires, qui se sont déposés
successivement, et ont attribué à chaque étage
des terrains un nom et un numéro d'ordre.

Tableau chronologique des terrains

NOYAU CENTRAL { Partie centrale : métaux en fusion ?
Partie périphérique : roches ignées à
l'état pâteux ?

I. Ère Primaire ou Paléozoïque.

Epoques	Etages	Sous-étages
PRÉCAMBRIEN	1 Précambrien ou Algonkien.	*Huronien.* *Keveerawien.*
SILURIEN	2 Cambrien.	*Géorgien.* *Acadien.* *Postdamien.*
	3 Ordovicien.	
	4 Gothlandien ou Bohémien.	
DÉVONIEN	5 Gédinnien. 6 Coblentzien. 7 Eifelien. 8 Givetien. 9 Frasnien. 10 Famennien.	

CARBONIFÉRIEN
{
11 Dinantien.
12 Moscovien ou Westphalien.
13 Ouralien ou Stéphanien.
}

PERMIEN
{
14 Autunien ou Artinskien.
15 Penjabien ou Saxonien.
16 Thuringien.
}

II. Secondaire ou Mésozoïque.

TRIASIQUE
{
17 Vosgien, Scythien ou Werfénien.
18 Muschelkalk, Virglorien ou Dinarien.
19 Tyrolien et Juvanien.
}

Jurassique ou Keuper :

I. LIASIQUE OU INFRAJURASSIQUE
{
20 Rhétien.
21 Hettangien.
22 Sinémurien.
23 Charmoutien ou Liasien.
24 Toarcien.
}

II. MÉDIO JURASSIQUE
{
25 Bajocien.
26 Bathonien.
}

Hydrologie

III. Supra jurassique	27 Callovien.	*Inférieur.* *Divésien.*
	28 Oxfordien.	*Neuvizyen.* *Argovien.*
	29 Séquanien.	*Rauracien.* *Astartien.*
	30 Kimeridgien.	*Plérocérien.* *Virgulien.*
	31 Portlandien.	*Bononien.* *Aquilonien.*

Crétacique :

I. Infracrétacé	32 Néocomien.	*Valanginien.* *Hauterivien.*
	33 Barrémien.	1 2 *Rhodanien.*
	34 Aptien.	*Bedoulien.* *Gargasien.*
	35 Albien.	

II. Supracrétacé	36 Cénomanien.	
	37 Turonien.	*Ligérien.* *Angoumien.*
	38 Emschérien ou Sénonien inférieur.	*Coniacien.* *Santonien.*
	39 Aturien ou Sénosien supérieur.	*Campanien.* *Mæstrichtien.*
	40 Danien.	

III. Tertiaire ou Néozoïque.

Eogène :

I. EOCÈNE
41 Thanénien.
42 Sparnacien.   } *Suessonien.*
43 Yprésien.

44 Lutécien.
45 Bartonien.
46 Ludien ou Pria-   } *Parisien.*
      bonien.

Néogène :

II. OLIGOCÈNE
47 Tongrien.   } *Sannoisien.*
                  Stampien.
48 Aquitanien.

I. MIOCÈNE
49 Burdigalien.
50 Helvétien.
51 Tortonien.
52 Sarmatien.
53 Pontien.

II. PLIOCÈNE
54 Plaisancien.
55
56 Silicien.

III. PLEISTOCÈNE
57 Age de *l'elephas antiquus* [1].
58 Age de *l'elephas primigenius* [1].
59 Age du *renne* [1].

---

1. Ces trois périodes se fondent l'une dans l'autre et se pénètrent mutuellement.

Sol et sous-sol. Cartes géologiques. Coupes géologiques.

L'évolution de la terre se continue toujours et la période géologique actuelle ne se distingue pas en principe, de celles qui nous ont précédés. Par des altérations chimiques, des apports mécaniques, des interventions organiques, le *sous-sol*, qui reproduit les époques géologiques achevées, se recouvre d'un sol sur lequel nous vivons. Ce *sol* a une épaisseur variable souvent considérable, il est constitué par les dépôts et alluvions des rivières et des fleuves, qui transportent de la montagne dans la plaine les divers éléments, que l'eau arrache au sol ; les ruines des villes, les squelettes de la vie végétale et animale, qui s'entassent pour constituer un sédiment, qui, dans les âges futurs, sera considéré comme un étage de la vie terrestre de l'ère quaternaire.

Le géologue ne s'occupe pas de ce sol en voie de modification incessante, les cartes géologiques en font abstraction et supposant ce sol moderne des périodes historiques enlevé, ne mentionnent sur leurs cartes que le terrain immédiatement sous-jacent : *le sous-sol géologique*.

En hydrologie ce sol présente cependant un intérêt considérable car c'est sa constitution, sa perméabilité, sa fissuration, son altérabilité, qui influe sur la composition des eaux, qui circulent dans son sein. Cette connaissance du sol moderne est surtout importante pour l'hygiéniste, qui s'occupe des eaux potables ; l'hydrologue ne doit pas non plus négliger son étude, car les eaux minérales profondes peuvent s'altérer à son contact ou y acquérir des propriétés, qui les spécialisent dans leur activité thérapeutique.

Nous reviendrons ultérieurement sur cette importante question.

Il y a donc entre la géologie théorique et les renseignements pratiques que nous lui demandons de nous fournir, un certain désaccord. Il faut se rappeler que les cartes géologiques ne donnent pas la nature du sol moderne superficiel, mais seulement la *constitution chronologique* du terrain géologique constituant le sous-sol.

Ce renseignement, qui *a priori* semble peu intéressant pour l'hygiéniste ou le médecin hydrologue, permet cependant à ceux qui ont étudié la géologie, de déduire la composition probable de la surface, d'après la constitution du sous-sol et de prévoir les effets de l'altération superficielle sur le terrain sous-jacent.

Le but d'une carte géologique est donc de donner pour chaque point de la terre, l'âge du terrain géologique, qui affleure à la superficie du sous-sol, de telle sorte que le géologue en consultant la carte sait quel étage géologique existe en chacun de ces points.

La carte géologique indique l'âge du terrain et non sa nature minéralogique.

Pendant une période géologique, dans le même laps de temps, il a pu se déposer ici des argiles, là des sables ou des conglomérats, absolument comme nous le voyons actuellement le long des rives de nos torrents, rivières, fleuves ou mer. La carte géologique signale tous ces divers terrains comme appartenant à une même formation.

Il en résulte qu'une couleur déterminée peut représenter plusieurs terrains très différents, par exemple : plusieurs alternances de calcaires, de schistes ou de grès.

Il faut que la carte soit détaillée pour atténuer ce défaut. Les renseignements utiles pour les médecins hydrologues et hygiénistes se trouvent généralement dans l'importante légende explicative, qui accompagne les cartes et donne la structure minéralogique du sol.

Dans bien des cas la connaissance du sous-sol immédiat, c'est-à-dire du premier terrain géologique affleurant sous la terre végétale, est insuffisante pour apprécier la circulation des eaux souterraines. Il faut savoir deviner la constitution des étages géologiques, qui se trouvent en dessous, c'est-à-dire faire ce que les géologues appellent la *coupe géologique*. Ce problème est excessivement compliqué, on ne peut l'aborder ici.

Dislocation des terrains. Plissements. Failles.

Il ne faut pas croire que les sédiments forment des bancs horizontaux homogènes composés de tel ou tel terrain.

Il suffit de se promener le long d'une falaise pour apercevoir des terrains plissés, contournés, repliés sur eux-mêmes.

Lorsqu'on suit un banc de terrain horizontal, dans une mine par exemple, tout à coup au même niveau on trouve un terrain différent d'un âge géologique plus ancien ou plus récent séparé par un plan de fracture qu'on appelle *faille*.

Il est facile de concevoir, qu'après la formation de la carapace rocheuse de l'ère primitive et le dépôt à sa surface des terrains superposés sédimentaires, le refroidissement progressif de la masse terrestre a provoqué des plissements successifs qui se sont manifestés aux divers âges de la terre, par l'émergence de montagnes, l'apparition des continents, la formation de gouffres et de grands fonds.

Ces plissements se produisent encore de nos jours et provoquent les tremblements de terre auxquels nous assistons.

La couverte sédimentaire participant au plissement de son support de roches cristallines, tantôt l'accompagne, tantôt se déchire ; il se produit alors de profondes crevasses : *Diaclases* qui, traversant les couches stratifiées, mettent parfois le noyau central en communication avec la surface. En outre, par l'effondrement de parties des terrains, les rapports de ces terrains entre eux n'étant plus réguliers, il se produit des *failles* sur les bords desquelles un terrain plus ancien peut se trouver sur le même niveau qu'un terrain plus récent.

Les eaux continuent inlassablement leur œuvre de nivellement, rongeant les montagnes, comblant les vallées, les grottes et les gouffres ; déposant par couches stratifiées les matières insolubles en suspension, puis les sels en dissolution, au fur et à mesure de leur évaporation. Elles ont formé par ce mécanisme des réserves sédimentaires de *sel gemme*, de *gypse*, d'*anhydrite*, de *dolomies*, etc. De nouvelles chutes d'eau ont redissous en partie ces dépôts, et procédé à une nouvelle classification sédimentaire ; en constituant successivement les terrains des époques secondaire, tertiaire et quaternaire ; cette œuvre se poursuit du reste encore actuellement, inlassablement.

Ainsi donc, d'une part, l'eau agissant sur les roches depuis les époques les plus reculées a entraîné les montagnes vers les bas-fonds, rangeant, par classification mécanique, les éboulis, les roches, les cailloux et les sables, formant :

1° Par lévigation : les *sédiments détritiques* : *poudingues*, *grès*, *sable fin*, *argiles fines*, *schistes*, *ardoises*, etc.

2° Par insolubilisation d'ordre physico-chimique, les dépôts *de gypse*, *de sel*, etc.

3° Par formation d'origine vitale, dépôt de coquilles et de coraux : les *calcaires grossiers*, les *terrains crétacés*.

Le travail constant de l'eau qui ronge et nivelle, a pour limite la formation de la *pénéplaine*.

Mais simultanément, au cours de chacune des ères géologiques, le noyau se contractant par le refroidissement est l'origine de mouvements du sol, qui donnent naissance à deux catégories de modifications :

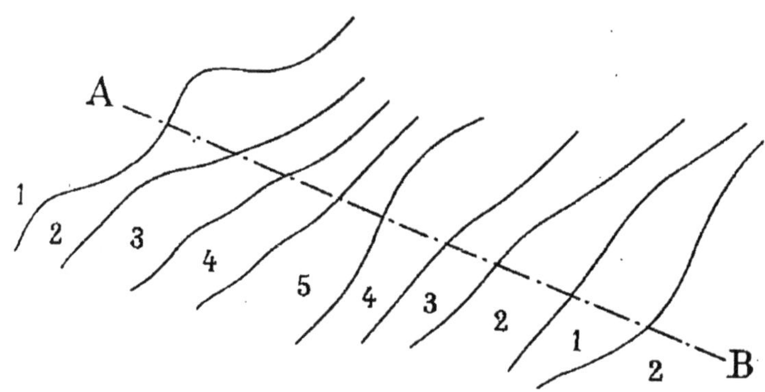

Fig. 1. — Plan géologique.
1. 2. 3. 4. 5. Terrains d'âges différents.

1° Des *plissements*, lorsque le terrain s'y prête ; la surface de l'écorce se plissant comme les parois d'un accordéon.

2° Des *diaclases* et des *failles* lorsque le terrain, n'étant plus suffisamment flexible, se brise.

L'érosion aqueuse, se manifestant ultérieurement, enlève les parties supérieures des plis pour
constituer la surface actuelle ne laissant subsister
que des fragments des terrains juxtaposés.

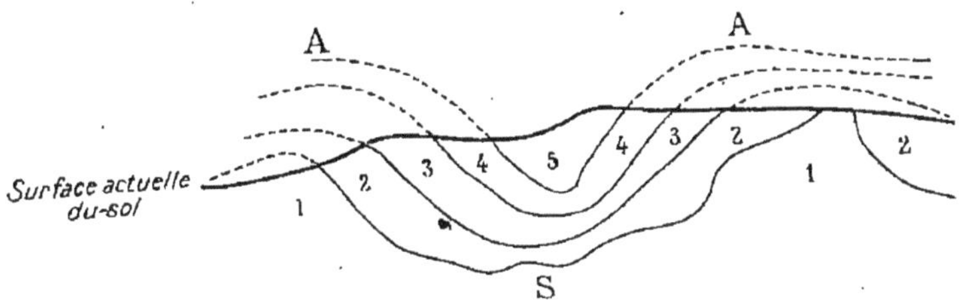

FIG. 2. — Coupe verticale suivant A B
du plan géologique précédent.

AA. *Anticlinaux.* — S. *Synclinaux.*
1. Terrain le plus ancien. — 5. Terrain le plus récent.
2. 3. 4. Terrain d'âge intermédiaire.

Ces [sinuosités sont appelées en langage technique géologique : *a*) *synclinaux* lorsque les fragments de terrains homologues des deux versants

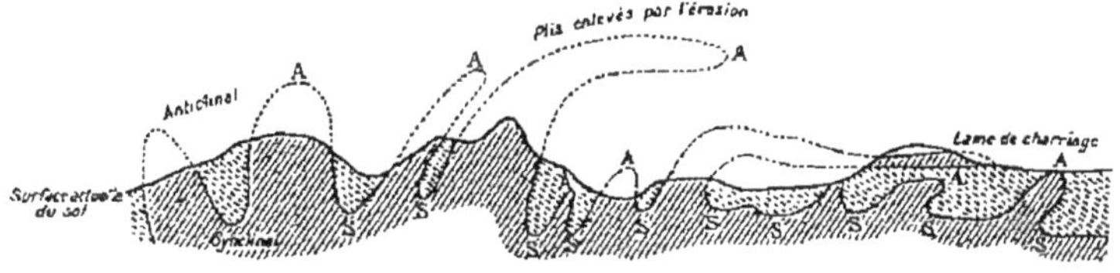

FIG. 3. — Coupe d'un terrain plissé.

ont tendance à se réunir dans la profondeur en
convergeant.

b) *Anticlinaux* lorsque les deux versants plon-
gent dans le sous-sol en divergeant en sens
inverse.

Quelquefois les couches plissées se sont affaissées sur les terrains voisins, le terrain ainsi isolé ultérieurement par l'érosion constitue ce qu'on appelle des *charriages* horizontaux.

Le travail d'érosion et de sédimentation a superposé couche par couche des terrains perméables et imperméables à l'eau. L'eau profitant des moindres fissures pénètre dans ces terrains où elle creuse des lits de rivières souterraines.

Mais ce sont les grands plissements, une rupture, qui, en engendrant les *failles* et les grandes

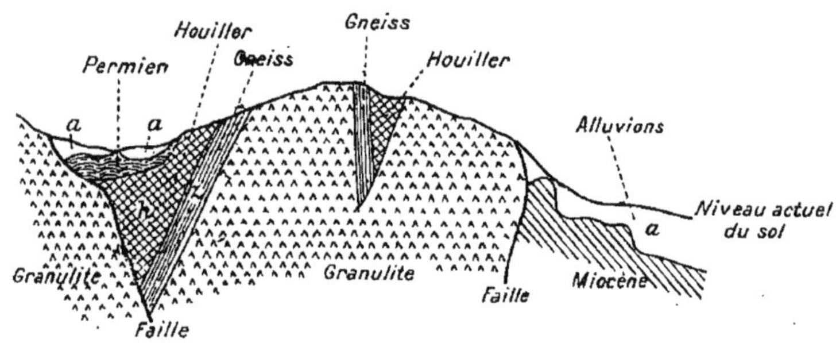

FIG. 4. — Coupe de failles dans un terrain de granulite.

a) *Alluvions.*

diaclases, ont fait le chemin des filons, des roches éruptives, des minerais métalliques et des eaux minérales.

A la suite de chaque plissement, dans les *diaclases* et les *failles* des terrains sédimentaires, s'intercalent en *filons* ou *dykes* intrusifs : des *porphyres*, des *métaphyres*, des *ophites*, etc., ou des *minerais métalliques* qui se moulent dans les interstices.

Si la faille ou la diaclase a communiqué avec le noyau en fusion et débouche à l'extérieur, des éruptions volcaniques ont répandu à la surface des coulées superficielles de *laves, basaltes, trachytes,* etc.

Ces mouvements se sont produits aux divers âges de la terre, de telle sorte que la même région géographique a été à plusieurs reprises successives mer ou continent.

Terrains imperméables. Métamorphisme.

Les terrains sont tantôt perméables, tantôt imperméables à l'eau, mais on peut dire que toutes les roches sont plus ou moins attaquables par cet élément.

L'étude des terrains sédimentaires nous permet de distinguer diverses sortes de terrains perméables ou imperméables.

A. — Terrains perméables a l'eau

Sables.

Sables marneux à la condition que l'argile s'y trouve en faible proportion.

B. — Terrains non perméables a· l'eau

1° *Roches cristallophyliennes.*
Granits.
Porphyres.
Basaltes.
Trachytes, etc.
2° *Terrains obtenus par sédimentation.*
Conglomérats constitués par des agglomérations de sables, cailloux, roches, argiles.
Poudingues, conglomérat de galets réunis par un ciment argileux.
Grès, sables fins réunis et agglomérés par un ciment argileux.

Schistes
Ardoises } argiles fines agglomérées ;
Craie ;
Coraux ;
Calcaires.
Marnes.
Glaises.

Tous ces terrains sont aussi imperméables que les roches cristallines.
3° *Terrains métamorphiques.*
Il faut encore ajouter à cette liste les terrains qui ont subi une transformation cristallinienne, soit par fusion partielle, soit par l'action de l'eau échauffée, sous pression, chargée de carbonates lacalins.

Gneiss. Les gneiss ont l'apparence de granits stratifiés, ils ont été pendant longtemps considérés comme des roches primitives.

Micaschistes.

Calcaires marmoréens.

L'eau ne peut circuler dans ces terrains imperméables ou peu perméables qu'au niveau de leurs fissures, diaclases ou failles.

Orogénie.

L'*orogénie*, c'est-à-dire la géographie paléontologique, démontre que les continents les plus anciennement formés dans leur aspect actuel sont : l'Inde, l'Afrique centrale, le Brésil et la Sibérie, contemporains de l'Atlantide, ce mystérieux continent, effondré vers la fin de la période tertiaire dans les hauts fonds de l'Océan Atlantique. On trouve dans ces vieux continents : des *pierres précieuses*, de l'*or*, mais il n'y a pas de *sources thermales.*

Les sources thermales sont, comme les volcans, en relation avec les phénomènes les plus récents de dislocation de l'écorce terrestre : plissements ou effondrements. Elles sont localisées dans les zones assez restreintes de la terre où ces derniers phénomènes se sont fait ressentir. (M. de Launay.)

Or, la France est une terre de formation récente

son terrain est presque totalement constitué par les alluvions et des terrains sédimentaires, quelques plissements récents émergent.C'est à la jonction de ces plissements, que l'on trouve les stations hydro-minérales. La France est le pays le plus privilégié à cet égard.

D'après Suess, la dislocation causée par la descente des compartiments de l'écorce superficielle vers le noyau central et les pressions latérales qui en résultent, ont provoqué la formation de plis successifs, qui vinrent chevaucher les uns sur les autres.

La formation du continent européen reconnaît quatre systèmes de plissements successifs.

A la période primaire, précambrienne, c'est-à-dire tout au début, le premier plissement : dit chaîne *Huronnienne*, a constitué la Laponie, la Finlande et l'Islande. Cette chaîne était reliée sans doute avec le Canada, à la période primaire.

Beaucoup plus tard, au cours de la période prédévonienne, qui appartient encore à l'ère primaire, un second soulèvement : chaîne *Calédonienne*, fit émerger la Norvège, l'Ecosse et la Bretagne.

A la fin de la période primaire, période prépémienne, un troisième plissement a fait émerger la chaîne *Hercynienne*, qui mit hors des eaux le Plateau Central, les Vosges, la Forêt Noire, la Bohême et la Meseta espagnole.

Enfin un quatrième plissement, au cours de la

période tertiaire, relativement récente, a fait émerger la chaîne alpestre : Pyrénées, Alpes, Karpathes, Balkans, Apennins, Sicile, Atlas et Cordillère bétique d'Espagne.

Ce soulèvement alpestre s'est continué au delà de la mer Noire par l'émergence du Caucase et, en Asie, par celle de l'Himalaya.

Ces deux derniers plissements ont été générateurs de sources thermo-minérales. La cassure se faisant du côté de la convexité des chaînes, c'est sur ces versants que les sources thermales ont apparu.

La France a été privilégiée à ce point de vue, car c'est justement les versants français des Pyrénées et des Alpes, qui ont été les versants de cassure.

La caractéristique des eaux minérales diffère suivant l'âge du plissement. Dans la chaîne Hercynienne, redisloquée pendant la période quaternaire par une éruption de volcans, se trouvent les *eaux bicarbonatées sodiques* dont le type est Vichy, et toutes les variétés si riches des sources thermales du Plateau Central.

Dans la chaîne alpestre, il convient de faire une place spéciale à celle de ces chaînes qui est apparue la première : les Pyrénées, car elle se différencie par la présence d'eaux minérales sulfurées sodiques, qu'on ne retrouve pas ailleurs.

La chaîne alpestre est riche surtout en sources hypominéralisées : *Wildbader* des Allemands, mais le versant français des Alpes contient en outre une variété plus grande de sources, et notamment quelques eaux sulfurées, dont Aix-les-Bains est le type accompli.

On retrouve à l'étranger le long de ce plissement tertiaire des sources analogues aux sources françaises : en Suisse, en Autriche : dans les Alpes, les Karpathes et Balkans ; en Russie : au Caucase ; en Italie : dans les Apennins ; et aussi dans nos possessions africaines, Algérie et Tunisie : dans l'Atlas.

Mais nulle part on ne trouve la même abondance ni la même variété de sources thermales qu'en France. On peut dire que toutes les sources thermales étrangères ont au moins une source similaire française, tandis que beaucoup de nos stations n'ont pas d'équivalentes à l'étranger.

CHAPITRE II

Circulation des eaux dans le sol
et le sous-sol

La circulation souterraine des eaux a été l'objet
de nombreuses hypothèses. Actuellement grâce
aux recherches et travaux de M. Martel, il est démontré que l'hypothèse de la nappe d'eau souterraine continue est inexacte, et que dans les terrains imperméables mais fissurés, la circulation
des eaux souterraines s'effectue exclusivement aux
dépens des crevasses préexistantes du sol.

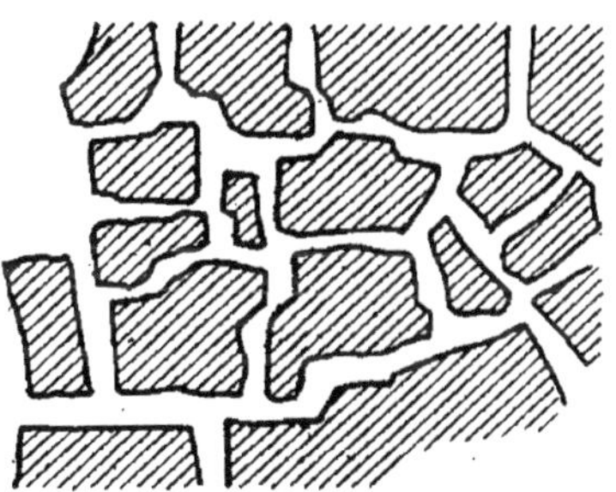

Fıg. 5. — Plan d'un réseau de diaclases dans le terrain crétacé.

Le travail des eaux souterraines a établi, par
agrandissement des cassures et fissures préexis-

tantes, des réseaux d'espaces vides anastomosés fréquemment en véritables labyrinthes.

C'est aux dépens des crevasses verticales ou obliques que se sont produits les cavernes et les abîmes.

Les nombreuses explorations effectuées par M. Martel et ses collaborateurs depuis 1888 ont permis de se rendre compte du mécanisme de l'action des eaux sur les terrains en explorant ceux des trajets souterrains, tracés par les eaux, accessibles à l'homme.

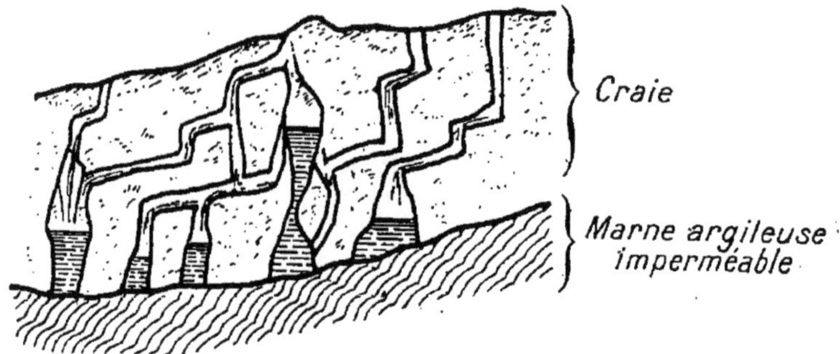

Fig. 6. — Coupes de fissures et diaclases aqueducs dans le terrain crétacé.

Le travail des eaux souterraines en agrandissant les cassures préexistantes a créé un réseau d'espaces vides composés essentiellement des trois éléments suivants :

1° Les *abîmes* ou *pertes*, points d'absorption, hors de service ou qui fonctionnent encore, où les eaux superficielles s'engouffrèrent jadis ou continuent à s'infiltrer encore actuellement ;

2° Les *cavernes, poches* ou *galeries* de toutes formes où la circulation des eaux fut beaucoup plus abondante autrefois qu'aujourd'hui ;

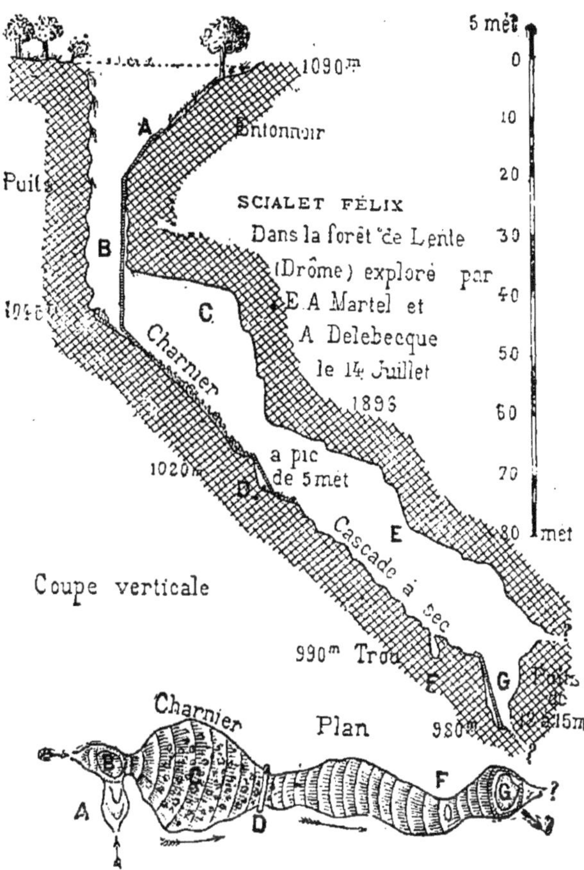

FIG. 7. — Abîme transformé en charnier absorbant les eaux d'orage.

3° Les *émergences, sources, fontaines* ou *résurgences,* points où les eaux souterraines réapparaissent au jour plus ou moins intégralement après un trajet plus ou moins long.

La pénétration des eaux dans les sols perméables ou fissurés se fait par deux mécanismes :

1° Par *suintement :* goutte à goutte dans des fentes menues même imperceptibles des terrains peu perméables ;

2° Par *absorption massive,* abondante, permanente ou intermittente au moment des pluies, dans les pertes, bétoires, cavernes à pente douce, abîmes et puits naturels verticaux.

Les eaux ainsi collectées dans le sous-sol se réunissent de proche en proche et viennent au hasard des diaclases et des failles constituer un véritable réseau de rivières souterraines.

En pénétrant méthodiquement dans les abîmes non comblés, M. Martel a pu démontrer ce mécanisme de la circulation des eaux. Il a constaté que la plupart du temps c'est par des voies détournées, souvent rendues inaccessibles à l'homme à partir d'une certaine profondeur par des amas de matériaux détritiques, que se font l'écoulement et la collecte des eaux superficielles. Ce n'est qu'exceptionnellement, quand le sol est peu épais (100 mètres), que les avens communiquent directement avec les rivières souterraines. L'hypothèse du jalonnement, qui veut que sous chaque rangée de bétoires existe un cours d'eau permanent ou temporaire, qui les a nécessairement produits, est inexacte. L'observation a démontré que les abîmes ouverts dans l'axe du cours d'eau souterrain sont assez rares, au contraire ceux qui amènent

à de tels courants souterrains, y aboutissent en
général par des galeries à angles plus ou moins
aigus et par des diaclases greffées sur l'aqueduc
souterrain et indépendantes de celui-ci ; le plus

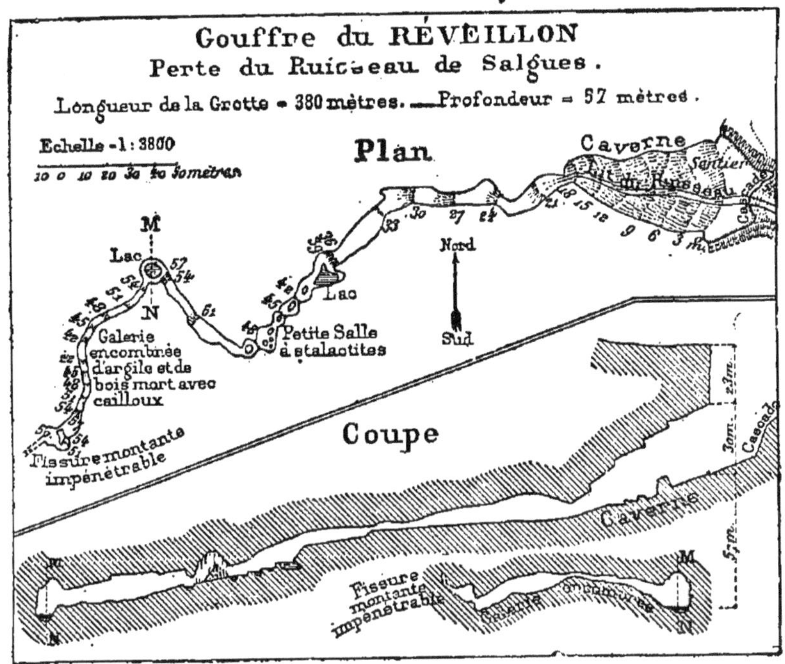

FIG. 8.— Trajet souterrain d'un ruisseau (gouffre du Reveillon).

souvent la communication n'a lieu que par des
tuyautages étroits, contournés, contenant des
bouchons constitués par des débris divers ou de
l'argile.

La circulation des eaux souterraines est entra-
vée par trois ordres d'obstacles principaux :

1° Le rétrécissement de la galerie ;

2° Les éboulements de la paroi qui constituent des barrages ;

3° L'abaissement du plafond, qui produit des voûtes mouillantes et oblige la rivière souterraine à circuler en siphon et aqueducs impénétrables à l'homme.

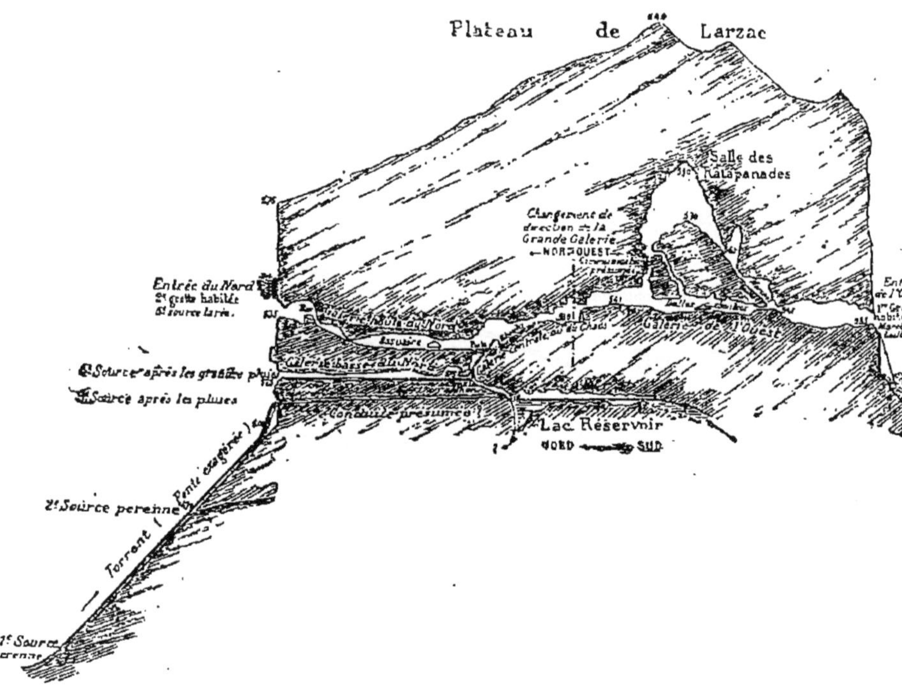

Fig. 9. — Coupe montrant le dispositif du fonctionnement des trop pleins après mise en charge dans les fissures internes de la montagne.

Bourdoulaou (Aveyron).

En amont de ces siphons ou aqueducs, la source souterraine peut sous l'influence d'apports d'eau abondants se mettre en pression hydrostatique sur des hauteurs souvent considérables. M. Martel a constaté à Foiba de Pisino (Istrie) une pression de plus de sept atmosphères (70 mètres) et même plus de dix atmosphères (100 mètres) dans certains abîmes du Karst (celui de Trebie sur le Ricca). Ainsi s'expliquent en partie les oscillations de niveau des émergences telles que Vaucluse, le Jouve, le Brême (Doubs) et aussi les sources jaillissantes comme l'Oule du Lot et certains puits du Jura. Ces sources dites vauclusiennes devraient être nommées *sources siphonnantes* (Martel) ou *abîmes verticaux émissifs* Fournet).

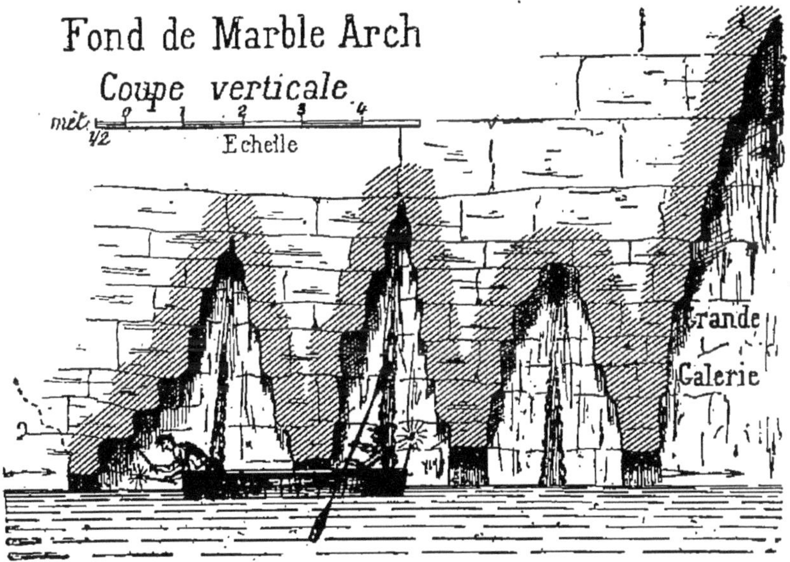

F‍IG. 10. — Siphons d'aqueducs désamorcés.

Ces siphons ont souvent une origine tectonique, c'est-à-dire ont été créés par les plissements orogéniques dont nous avons parlé dans le premier chapitre. L'eau suit le strate, où elle s'est collectée, dans ses sinuosités et dans son ascension verticale, si les strates v oisines sont tout à fait imperméables ou compactes.

Il en résulte que, dans certains cas, les sources du calcaire peuvent ramener au jour des eaux provenant d'un niveau inférieur à celui où elles sourdent.

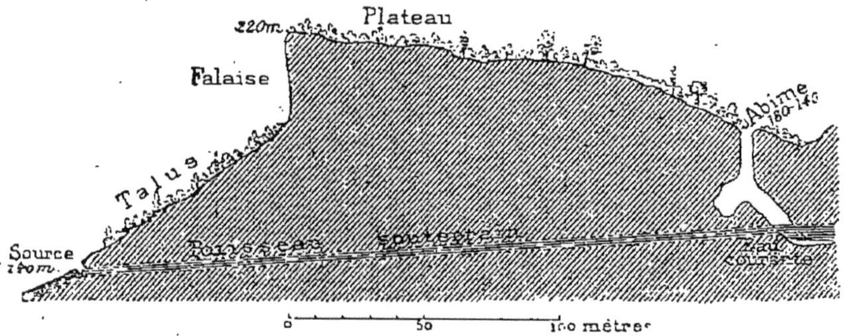

FIG. 11. — Contamination d'une source par un abime.

M. Martel a pu explorer sous terre de ces siphons désamorcés en des moments de sécheresse, d'autres ont pu être tournés par des trop pleins latéraux, M. Janet a même eu l'audace de plonger sous un tel obstacle et d'émerger de l'autre côté.

Ces siphons, véritables vannes fixes, de section restreinte, régularisent dans une certaine mesure le débit des eaux souterraines.

Les observations de M. Martel permettent de dire qu'en définitive l'hydrologie souterraine se résume dans la formule suivante :

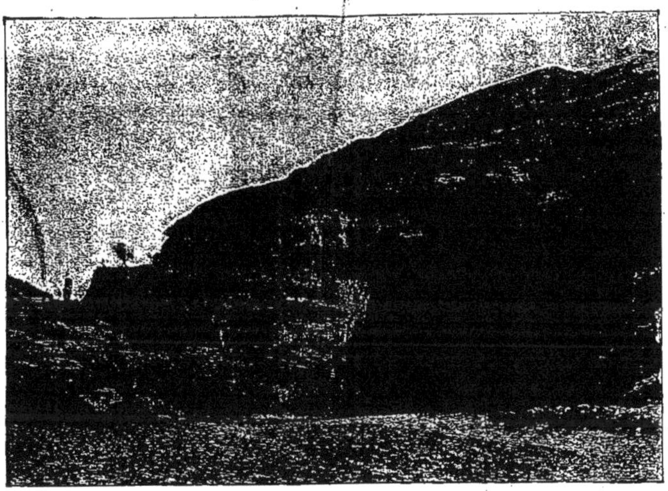

Fɪɢ. 12. — Perte de rivière.
Grand tunnel de la Cesse à Minerve (Hérault).

Les eaux d'infiltration y sont absorbées par des pertes abîmes et fissures, emmagasinées ou écou-

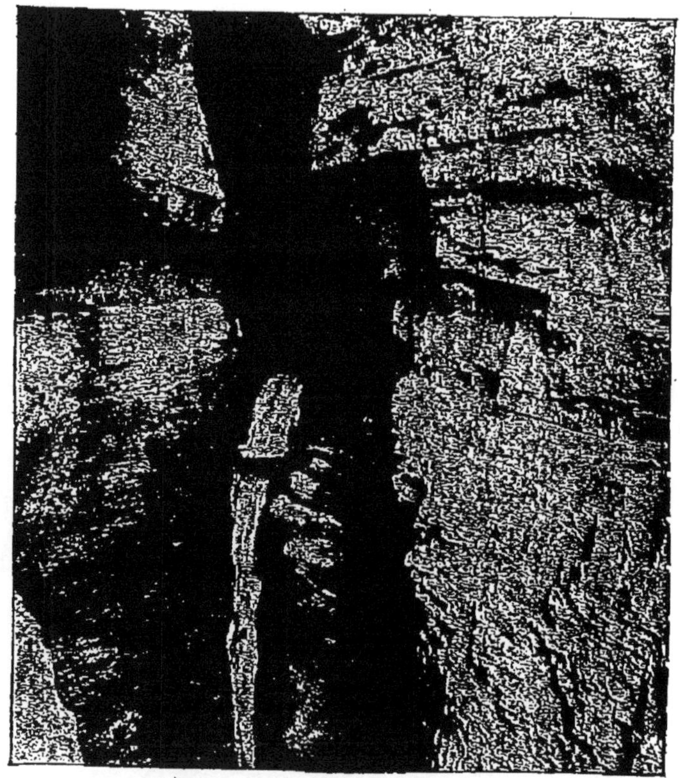

Fig. 13. — Fissure non filtrante.
Cascade souterraine de Bramabiau (Gard).

lées par les cavernes, et rendues ou débitées par les résurgences.

Travail des eaux souterraines.

Le travail souterrain des eaux s'exerce par le triple effet de la *corrosion* (action chimique), de l'*érosion* (action mécanique) et de la *pression hydrostatique* (mise en charge dans les puits naturels ou diaclases formant réservoirs).

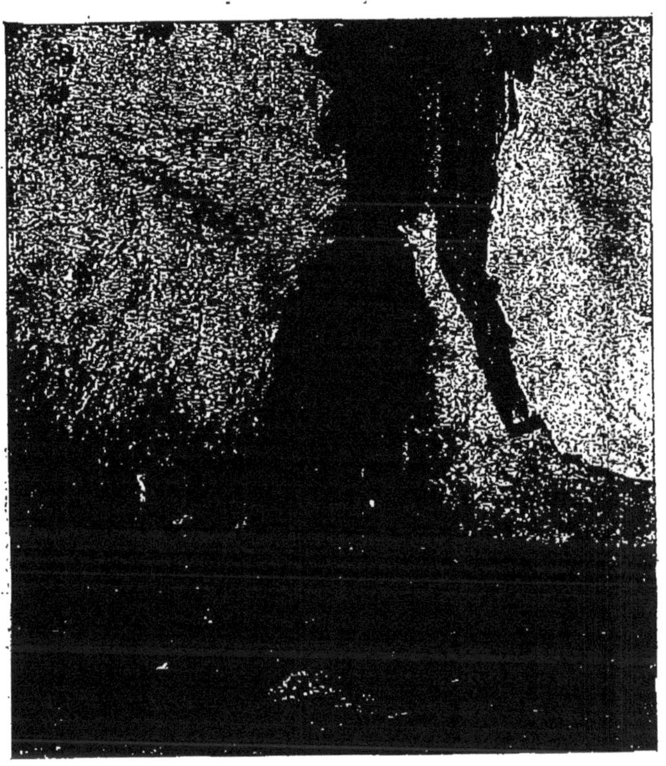

Fig. 14. — Rivière souterraine.
Le Brudoux (Drôme).

La corrosion et l'érosion s'exercent simultanément, la corrosion l'emporte lorsque l'on traverse un terrain qui contient des substances solubles telles que les chlorures et sulfates (sel marin, gypse), etc. Les eaux acquièrent alors des propriétés particulières et deviennent des *eaux minérales*.

Les explorations de M. Martel ont fait connaître *de visu*, sur une profondeur de 100 mètres tout au

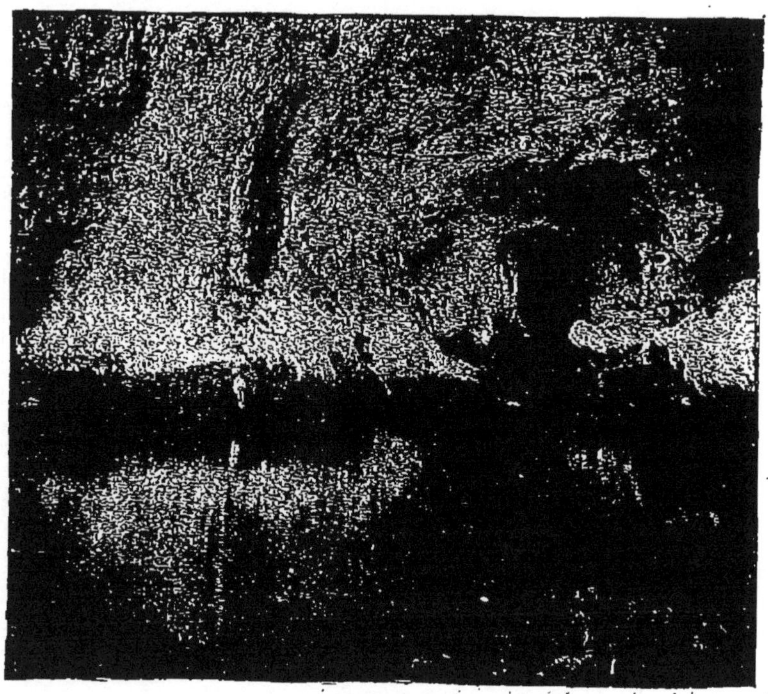

Fig. 15. — Résurgence de rivière.
(Bournillon).

moins, le mécanisme et les lois principales de la circulation des eaux absorbées, et on est arrivé à conclure que les eaux souterraines, qui donnent naissance aux puissantes et nombreuses émergences en terrain calcaire, ne s'étendent pas en gran-

des nappes, ne s'accumulent pas en vastes réservoirs. Elles descendent par chute directe dans
les pertes et les avens, ou par infiltration à travers les fissures ténues ; puis elles se réunissent

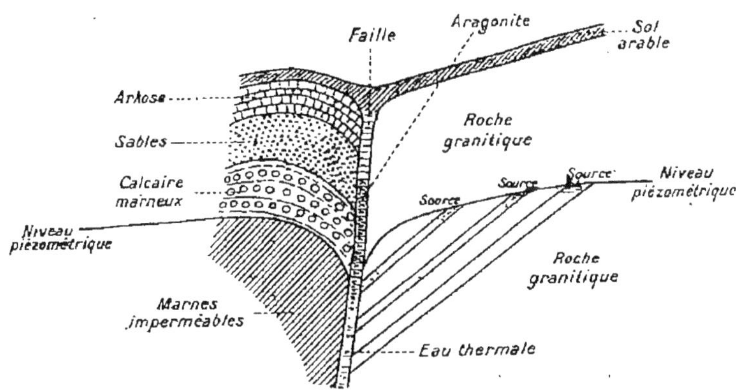

Fig. 16. — Coupe schématique d'une faille, qui donne naissance à des sources bicarbonatées sodiques dans la région
des puys d'Auvergne.

en minces ruisselets qui se gonflent, se réunissent,
circulent, enfin réelles rivières, dans de longues
galeries, hautes ou basses, étroites ou larges selon
la nature du terrain traversé, les *fractures* du sol
(diaclases ou failles) ayant joué le premier rôle
et *dirigé* le travail ultérieur des eaux.

Le travail actuel des eaux souterraines, si bien
défini par M. Martel, a dû être identique aux ères
géologiques antérieures. A tous les niveaux chro-
nologiques de la couche terrestre on peut rencontrer des galeries formées par le travail des eaux
sur les fissures, diaclases et failles.

C'est en suivant ces ouvertures agrandies que les filons métalliques, les éjections volcaniques, les eaux thermales et la plupart des eaux minérales viennent actuellement émerger de la surface du sol.

CHAPITRE III

Origine et diagnose des eaux minérales

Élie de Beaumont a fait remarquer en 1847 que les éjections volcaniques, les filons métalliques et les eaux minérales avaient la même origine.

Il disait : « Les éruptions volcaniques amènent à la surface du globe des roches en fusion, des laves, des substances volatilisées ; on se trouve naturellement conduit à y rattacher les *eaux thermales et la plupart des eaux minérales.* »

Élie de Beaumont admettait l'origine ignée des eaux minérales.

Plus tard, le savant ingénieur Daubrée, géologue distingué, émit pour expliquer la genèse des eaux thermales une hypothèse différente.

Par une série d'expériences ingénieuses, il démontra que l'eau météorique peut imbiber les roches les plus compactes par capillarité et que la force capillaire permet l'introduction de l'eau dans les interstices de ces roches malgré une forte pression contraire. Se basant sur ses expériences,

Daubrée admit alors l'*origine météorique exclusive des eaux thermales*.

D'après lui, les eaux météoriques pénétraient dans la profondeur de l'écorce terrestre en suivant une couche de terrain perméable, se minéralisaient par lixiviation des terrains rencontrés, s'échauffaient au fur et à mesure de leur pénétration dans les couches profondes du sol en raison des lois de la géothermie dont le mécanisme a déjà été décrit; puis, profitant d'une diaclase ou d'une faille, remontaient à la surface du sol avec rapidité, de telle sorte que la thermalité des eaux n'avait pas le temps de disparaître au contact des couches refroidies des terrains de la surface.

Il suffit en effet à une eau météorique de pénétrer à 3.000 mètres de profondeur pour atteindre la température de 100'.

M. le professeur Armand Gautier, qui récemment a fait des recherches sur l'origine des eaux minérales, admet que ces deux modes de formation concourent à la production des eaux thermales.

Il y aurait donc deux espèces d'eaux minérales: les unes d'origines météoriques, ces eaux pénétrant dans le sol, se minéralisant par lixiviation, sont des eaux d'infiltration, des *eaux neptuniennes*, comme le dit le professeur Landouzy.

Les autres viendraient directement des profondeurs de la croûte terrestre, formées par synthèse aux dépens des roches ignées. Ce seraient des eaux de synthèse, des eaux vierges ou *plutoniennes*.

M. le professeur Armand Gautier a été amené à étudier l'origine des eaux minérales, à la suite d'une série de travaux concernant la composition de l'air.

Chargé par le Conseil départemental d'Hygiène du département de la Seine d'analyser l'air de Paris, souillé par ses fumées, il a constaté dans l'air la présence constante d'hydrogène.

Poursuivant méthodiquement ses recherches, il a observé que l'hydrogène existait d'une façon normale dans l'air capté à la surface du sol, aussi bien dans les villes que dans les campagnes, à la surface des mers que sur les plateaux arides des montagnes.

Par contre, l'analyse spectrale des rayons des aurores boréales faite par Paulsen a démontré que l'atmosphère ne contient plus traces d'hydrogène à une hauteur de 30.000 à 40.000 mètres. M. le professeur Armand Gautier en a conclu qu'un flux constant d'hydrogène devait émaner du sol.

Au reste le gaz hydrogène accompagne d'une façon constante les gaz des éruptions volcaniques.

Poussant plus loin ses recherches expérimentales, M. le professeur Armand Gautier a pu constater que les roches cristallines, d'origine ignée, contenaient dans leur constitution les éléments de l'eau.

Si, après avoir enlevé par dessiccation à 150° ou 200° la totalité de l'eau interposée dans les roches et de l'eau de cristallisation, on porte ces roches à la température de 250°, elles laissent distiller une nouvelle quantité d'eau, qui se forme à cette température, aux dépens de l'hydrogène et de l'oxygène qui entrent dans leur composition. Chauffé dans ces conditions :

```
Le granit fournit   .   .    7 cc. 35 d'eau
Le porphyre fournit  .   12 cc. 40   —
L'ophite fournit.   .  .  15 cc. 06   —
```

Il est donc infiniment probable, pour ne pas dire certain, que la destruction ignée des roches cristallines, à cette température, joue un grand rôle dans la production des eaux thermales.

Il suffit, en effet, que par un effondrement les roches précédemment citées s'affaissent jusqu'à une profondeur de 2.500 mètres au-dessous du niveau du sol en Auvergne, ou de 8.250 mètres dans les autres régions de la France, pour que ces roches produisent de l'eau de synthèse.

M. le professeur Armand Gautier a ainsi calculé qu'il suffit de chauffer à 250° un kilomètre cube de granit pour produire 25 à 30 millions de tonnes d'eau de constitution, ce qui représente le débit de l'ensemble des sources thermo-minérales de France pendant plus d'un an.

M. de Launay estime en effet à 700.000 hecto-
litres par vingt-quatre heures le débit de l'ensemble de ces sources, soit environ 25 millions de
tonnes par an.

Nous devons citer, à l'appui de la théorie de
M. le professeur Armand Gautier, l'observation
faite par Fouqué en 1865 lors de l'éruption de
l'Etna. Ce savant a constaté qu'au cours de cette
éruption le volcan rejetait à la surface 11.000 tonnes d'eau par jour.

Du reste, la composition chimique des gaz
produits par l'échauffement du granit est identique à celle des gaz des volcans, lesquels présentent la composition suivante :

Hydrogène	72
Acide carbonique.	15
Oxyde de carbone	10
Méthane.	2
Azote.	1

La thèse de la formation dans le sous-sol terrestre des eaux minérales avait déjà été soutenue par
Suess, géologue viennois, lequel avait émis l'hypothèse que l'hydrogène émanant des profondeurs
du sol s'unissait à l'oxygène qui pénétrait par
l'introduction d'air au niveau des failles.

La théorie de M. le professeur Gautier diffère
de celles de Suess, en ce qu'il a démontré que
l'eau sort toute formée des roches ignées tout

comme les acides chlorhydrique, carbonique, sulfhydrique qui accompagnent l'eau dans les gaz des volcans.

Minéralisation des eaux vierges.

L'eau ainsi formée par synthèse dans la profondeur du sol dissout les divers éléments qui distillent du noyau igné : hydrogène, azote, soufre, phosphore, hélium, argon, néon, xénon, crypton, oxyde de carbone, chlorures, bromures, iodures et fluorures métalliques.

L'eau réagit sur les chlorures de silicium, de bore et de phosphore pour donner naissance à des silicates, des borates et des phosphates. A la température du rouge, la silice réagit sur les chlorures en présence de l'eau pour donner naissance à du silicate de soude et de l'acide chlorhydrique.

$$SiO^2 + NaCl + H^2O = SiO^3Na^2 + 2\,HCl$$

Cette réaction que nous réalisons facilement dans nos laboratoires se passe vraisemblablement dans la profondeur du sous-sol et explique la genèse des vapeurs d'acide chlorhydrique que l'on trouve si abondantes dans les gaz des volcans.

Le soufre réagit sur l'eau pour former de l'hydrogène sulfuré, lequel réagissant à son tour sur les métaux natifs, cuivre, argent, les transforme en minéraux sulfurés. Cet hydrogène sulfuré réagit encore sur le silicate d'alumine (argile) pour donner naissance à des sulfo-silicates ; il réagit aussi sur les carbonates (calcaire) pour donner naissance à de l'oxysulfure de carbone. Toutes ces réactions ont été réalisées par le chimiste dans son laboratoire, à l'imitation de la nature. Ces sulfosels en arrivant dans les régions plus froides de la surface du sol sont décomposés ultérieurement par l'eau en un cycle inverse, qui les transforme en argile, silice, sulfure de sodium et hydrogène sulfuré.

$$Al^2O^3NaS^2\ 3\ (SiO^2SiS^2) + 8\,H^2O = Al^2O^3(2SiO^32H^2O) +$$

Sulfosilicate d'alumine et de sodium　　　　Argile

$$4SiO^2 + Na^2S + 6H^2S$$

Silice

C'est ainsi que nous pouvons nous expliquer la genèse des eaux sulfurées sodiques des sources thermales des Pyrénées.

Les silicates de soude qui se sont formés au rouge aux dépens des roches, subissent une réaction inverse dans les régions plus froides de la surface. L'acide carbonique, qui est déplacé par la silice au rouge, décompose à froid le silicate de soude en présence d'eau en donnant un dépôt de silice.

$$SiO^3Na^2 + 2CO^2 + H^2O = SiO^2 + 2CO^3NaH$$

Bicarbonate
de soude

Ces réactions nous permettent d'expliquer la genèse des eaux bicarbonatées sodiques du Plateau Central, qui apparaissent au niveau du sol, en produisant à leurs griffons un dépôt de silice gélatineuse, phénomène qu'on observe à Vichy et aux griffons des principales sources bicarbonatées.

Les eaux thermales chlorurées sodiques ou chlorurées sulfatées ne se forment pas comme les sources chlorurées froides par lixiviation de vastes mines de sel gemme, mais se produisent aux dépens des eaux vierges, qui se saturent dans les profondeurs de l'écorce terrestre de vapeurs chlorurées qui en émanent. Telle est vraisemblablement la genèse des eaux de Bourbonne, de Balaruc, de Salsomaggiore, de Celles, de Challes, de Kreusnach, d'Heilbrunnen, etc.

La présence que certains éléments, même en très petite quantité, éléments qui sont d'origine volcanique certaine, sont la preuve de la genèse ignée de ces eaux chlorurées ; on y trouve en effet, outre le chlorure de sodium, une petite quantité de brome, d'iode, de bore, de phosphore, de silice, de fer, d'arsenic, et des gaz azote et gaz rares, qui ne se trouveraient pas dans les eaux de lixiviation d'origine météorique.

Sont aussi d'origine ignée les eaux chlorurées sulfurées d'Uriage et d'Aix-la-Chapelle; il en est de même des eaux de Plombières, qui contiennent de petites quantités de fluor, d'arsenic et de bore.

Cette association de principes minéraux d'origine éruptive est en effet le cachet de l'origine ignée des eaux minérales, qui les contiennent.

Minéralisation des eaux météoriques.

Les eaux de pluie, après avoir coulé à la surface des terrains sédimentaires, pénètrent dans le sol au travers des couches perméables en se chargeant de tous les éléments solubles qu'elles rencontrent. C'est ainsi qu'elles se chargent de chlorures de sodium, de sulfates alcalins et alcalino-terreux, de matières organiques ; qu'elles dissolvent l'oxygène et l'acide carbonique qu'elles rencontrent sur leur trajet.

Ces eaux, dans l'intimité des sols terreux, rongent les carbonates de chaux et de magnésie, dissolvent les sels de fer et les phosphates lorsqu'elles rencontrent des minerais tels que la pyrite et la siderose. C'est ainsi que se produisent certaines eaux minérales bicarbonatées calciques et ferrugineuses.

Lorsque ces eaux rencontrent dans les diaclases, dans les grottes souterraines, les gisements de sel gemme, les marnes gypseuses, les dolomies du *muschelkalk*, elles en dissolvent les éléments solubles, c'est ainsi que se forment les eaux chlorurées froides, saturées, telles que celles de Dax, Niederbronn, Hombourg, Salies-de-Béarn, et les eaux sulfatées calciques et magnésiennes, telles que celles de Vittel, Contrexéville, Louèches, Aulus, Epsom, Sedlitz, Pullna, etc.

Certaines de ces eaux sulfatées, calciques ou magnésiennes, peuvent rencontrer dans les trajets souterrains des matières organiques, des matières humiques, elles subissent alors une réduction. Les matières organiques ou humiques s'emparant de l'oxygène du sulfate, ces eaux deviennent sulfurées, calciques ou magnésiennes, froides ou chaudes; telle est par exemple l'origine des eaux d'Enghien, de Cauvallat et de Saint-Amand, etc.

Eaux mixtes.

Certaines eaux minérales reconnaissent pour origine un mélange d'eau vierge et d'eau superficielle, il n'est possible d'établir la réalité de ce mélange que par une analyse attentive et complète, doublée d'un examen géologique sur place.

On s'efforce en général d'éviter ces mélanges d'eaux, d'origine différente, par des travaux de captages appropriés. Mais dans certains cas, la suppression de l'eau minéralisée d'origine météorique modifierait les qualités thérapeutiques de l'eau minérale, il devient donc alors nécessaire de respecter l'apport des eaux de surface dans le griffon de la source.

Tel est le cas des eaux d'Allevard, qui sont à la fois sulfatées sodiques et calciques, sulfureuses, iodurées, bromurées, arsenicales et boriquées, mais de température presque froide et variable. Ces eaux possèdent des caractères mixtes qui indiquent le mélange d'eaux profondes vierges : eaux sodiques polymétalliques, avec des eaux superficielles sulfatées calciques.

Diagnose de l'origine des eaux minérales.

Il résulte des observations que nous venons de faire sur la double origine des eaux minérales, que certains caractères permettent au chimiste, au géologue et au médecin de déterminer l'origine probable d'une source thermale.

Voici ces caractères différentiels d'après le professeur Armand Gautier :

CARACTÈRES DES EAUX VIERGES OU PRIMITIVES D'ORIGINE IGNÉE (EAUX PLUTONIENNES). — *a*) Elles sortent d'une faille à minerai, ou en relation avec des filons métalliques ou éruptifs de la région, ou d'une diaclase rocheuse en rapport avec ces failles.

On rencontre les *eaux plutoniennes* surtout dans les pays de montagnes riches en roches éruptives ou primitives.

b) La température de ces eaux est en général chaude ; elle peut cependant être froide, dans ce cas il faut examiner s'il n'y a pas mélange avec une eau superficielle : *eau mixte*.

c) Le débit de la source est généralement

rythmé, à pulsation courte ou de longue période, variant de quelques minutes à quelques heures (caractère indiqué par Suess).

Le débit reste cependant constant durant les vingt-quatre heures.

Ce débit est sensiblement indépendant des saisons et des phénomènes météorologiques, tels que la fonte des neiges, les pluies, etc., mais il peut être modifié par des bouleversements du tréfonds.

d) La température de l'eau reste à peu près constante aux diverses époques de l'année et même d'une année à l'autre, sauf les circonstances de cataclysme modifiant la disposition des strates profondes.

e) L'eau est en général polymétallique, on y trouve réunis en petite ou en plus sensible proportion les éléments suivants :

Bore, arsenic, phosphore, silicium, fluor, chlore, brome, iode, soufre, sodium, cuivre, fer, acide carbonique, azote, argon, néon, hélium, hydrogène, souvent accompagné de *l'émanation radioactive* (*niton*).

La présence simultanée d'un plus grand nombre de ces éléments est une preuve d'autant plus probante de l'origine ignée de l'eau.

f) Les eaux plutoniennes ne contiennent pas en général de carbonate de chaux, ni de magnésie. Les sels de chaux et de magnésie ne s'y trouvent qu'exceptionnellement et en petite quantité. Elles ne contiennent pas non plus en général d'azotate ; la présence d'azotate doit faire penser à un mélange de l'eau profonde avec ses eaux superficielles : *eaux mixtes.*

CARACTÈRES DES EAUX D'INFILTRATION D'ORIGINE SUPERFICIELLE (EAUX NEPTUNIENNES). — *a)* Elles sortent d'une diaclase ou d'une faille n'ayant aucun rapport de direction ni de contiguïté avec des filons métalliques ou des roches éruptives.

Elles peuvent se rencontrer dans tous les terrains.

b) Le débit de la source est variable ; il augmente avec les pluies et la fonte des neiges, d'une saison à l'autre, d'une année à l'autre.

c) La composition chimique de l'eau suit la variation de son débit. Sa minéralisation s'appauvrit et le débit augmente, et réciproquement ; mais il n'y a pas de rapport inversement proportionnel entre ce débit et la minéralisation.

d) La température est rarement supérieure à 25° ou 30°, elle varie sensiblement de l'hiver à l'été.

e) On n'y trouve pas, soit séparément mais à dose sensible, soit réunis, même à dose très faible, les éléments caractéristiques des émanations métalliques ou métalloïdiques originaires des profondeurs qui ont été énumérés au paragraphe *e)* des eaux plutoniennes.

Elles ne contiennent pas d'hydrogène libre.

f) Venues de la surface, les eaux météoriques

ayant nécessairement lavé d'abord les strates et roches superficielles sont généralement minéralisées par des bicarbonates et sulfates terreux : *eaux sulfatées calciques, magnésiennes*, elles contiennent souvent des azotates, et de l'oxygène dissous.

CARACTÈRES DES EAUX MIXTES. — Les eaux mixtes participent des caractères des eaux qui concourent à leur formation, on y voit prédominer tantôt les caractères des eaux plutoniennes, tantôt ceux des eaux neptuniennes.

CHAPITRE IV

Répartition géographique
des eaux minérales françaises

D'après ce que nous avons déjà vu en étudiant
la structure géologique de la croûte terrestre, les
sources thermales sont en rapport avec les fractures récentes et profondes de cette croûte, on
doit donc s'attendre à trouver ces sources dans
les régions de dislocations récentes.

M. de Launay dit :

*Les sources thermales sont, comme les volcans,
en relation avec les phénomènes de dislocation les
plus récents de l'écorce terrestre (plissements ou
effondrements) et localisées dans des zones assez
restreintes de la terre, où ces derniers phénomènes
se sont fait sentir.*

Cette hypothèse de M. de Launay s'accorde avec
la théorie du professeur Armand Gautier sur la
genèse ignée des eaux minérales.

D'après Suess, les dislocations successives du
sol et du sous-sol causées par la rétraction du
noyau central ont provoqué des effondrements et

des plissements ; ces mouvements engendrent des pressions latérales entre les couches stratifiées qui s'effondrent ; ces pressions se manifestent souvent dans les directions de deux composantes : l'une verticale, l'autre horizontale.

Les plis successifs se sont répartis concentriquement autour des pôles, chaque couche nouvelle venant chevaucher sur les autres. Les terrains consolidés n'ont pas suivi exactement les mouvements du sous-sol profond, il s'est alors produit des cassures longitudinales : *failles inverses ;* il en est résulté une structure imbriquée analogue aux dispositions des tuiles d'un toit. Les deux portions d'un même pli ont pu être animées de vitesses différentes, il en est résulté des phénomènes de torsion. Lorsque la stratification rocheuse est inapte à se plisser, elle ne suit pas le mouvement, il se produit alors des décrochements avec effondrement vertical : *fractures filoniennes.* Lorsqu'il y a simple chevauchement, on n'observe pas de sources hydrominérales ; au contraire les sources apparaissent au niveau des décrochements et des effondrements.

Il a été démontré au cours de l'étude de la structure géologique, que le continent européen reconnaît pour origine quatre systèmes de soulèvements successifs:

A la période cambrienne : *chaîne huronnienne ;*

A la période prédévonienne : *chaîne calédonienne ;*

A la période prépermienne : *chaîne hercynienne*.

Ces trois soulèvements ont eu lieu au cours de
l'ère primaire.

Le quatrième soulèvement est beaucoup plus
récent, il est de la période préquaternaire : *chaîne
alpestre*.

Chacun de ces soulèvements a cheminé au sud,
au nord et, venant buter contre le plus ancien,
il redisloquait le soulèvement précédent qu'il
bousculait.

La *chaîne huronienne* fit émerger les territoires
de la Laponie et de la Finlande.

La *chaîne calédonienne* mit hors des eaux
l'Écosse, la Norvège et la Bretagne.

La *chaîne hercynienne* fit apparaître la Meseta
espagnole, le Plateau Central, les Vosges, la Forêt Noire, la Bohême.

Enfin la *chaîne alpestre* fit émerger les Pyrénées, les Alpes, les Apennins, les Karpathes, le
Caucase et l'Himalaya.

Les plaines, qui ont émergé des océans, se sont
ensuite formées par sédimentations successives
à ces diverses périodes. Les couches sédimentaires déjà formées ont dû suivre les mouvements
postérieurs à leur conglomération.

Si nous étudions la répartition géographique
des sources minérales en France, nous constatons
que les terrains formés par la chaîne calédonienne
ne contiennent pas de sources thermales.

La Bretagne, l'Anjou, le Maine ne possèdent que quelques sources ferrugineuses résultant de l'action des eaux météoriques sur les pyrites : *sources neptuniennes*. Telle est l'origine des sources ferrugineuses de Dinan, de Saint-Servan, de Pontivy, de Chalonnes, etc.

En Normandie, les eaux de Forges-les-Eaux, ferrugineuses froides, sont aussi *d'origine neptunienne*. Il y a cependant dans cette province une source thermale plutonienne émergeant du grès, au flanc d'un synclinal : *Bagnoles-de-l'Orne*.

Les eaux minérales du bassin de Paris sont toutes *neptuniennes* et tirent leur minéralisation du gypse déposé en stratifications abondantes dans le terrain d'alluvions.

Les eaux des puits de Paris sont toutes séléniteuses ; on trouve dans ce bassin des eaux neptuniennes sulfureuses calciques, sulfurées accidentelles, produites par réduction des eaux sulfatées : *Enghien, Batignolles*, etc.

Des eaux analogues quant à leur origine existent aussi dans le bassin houiller du Nord ; les eaux sulfureuses de *Saint-Amand* sont le résultat de la lixiviation des schistes pyriteux.

La chaîne hercynienne, au contraire, qui fit émerger en France le Plateau Central, est riche en sources thermales.

PLATEAU CENTRAL. — Les eaux minérales d'Auvergne portent l'empreinte du plissement hercynien et de la dislocation alpestre. Les fractures de ce plateau sont caractérisées par l'existence de grands filons de quartz, lesquels dessinent une longue ligne de faille sur plus de 100 kilomètres de long, qui limite l'effondrement tertiaire de la Limagne ; à l'est, entre Thiers et Chateldon ; à l'ouest, entre Chantrelle et Moulins. Des effondrements ont réouvert à plusieurs périodes successives, jusqu'au milieu de l'ère quaternaire, les plans de fractures anciennes ; aussi trouve-t-on en abondance dans cette région des sources plutoniennes.

Au nord :

Néris, sources hyperthermales indéterminées, oligométalliques.

Evaux, sources hyperthermales sulfatées sodiques.

A l'ouest vers la Limagne :

Royat, sources thermales bicarbonatées chlorurées sodiques.

Châtel-Guyon, sources bicarbonatées chlorurées sodiques.

Dans la faille du Sancerrois :

Pougues, sources bicarbonatées calciques froides, gazeuses.

A l'est, sur les failles du Plateau Central :

Vichy et les sources au bassin de Vichy, sources bicarbonatées sodiques.

Bourbon-Lancy, sources bicarbonatées chlorurées sodiques.

Saint-Honoré, sources sulfurées sodiques arsenicales thermales.

Dans le bassin de Montbrison émergent des sources d'eaux bicarbonatées calciques, peu minéralisées, mais très gazeuses :

Saint-Galmier, Sail-sous-Couzan, Couzan, Montrond.

Il en est de même dans le bassin de Roanne, où se trouvent les sources de *Saint-Alban, Renaison, Sail-les-Bains.*

Dans le cœur du Plateau Central, au niveau des fractures d'origine tertiaire, apparaissent des eaux ayant un caractère spécial :

Le *Mont-Dore,* sources bicarbonatées ferrugineuses arsenicales.

La Bourboule, sources bicarbonatées arsenicales chlorurées.

Saint-Nectaire, sources bicarbonatées chlorurées sodiques.

Dans le sud-ouest, au niveau d'une fracture en rapport avec le soulèvement alpestre émergent les nombreuses sources de *Vals,* eaux bicarbonatées sodiques froides.

La Montagne Noire se rapproche, au point de vue géologique, du Plateau Central; on y trouve des sources bicarbonatées en rapport avec des émergences ou pointements de basaltes.

Gabian : source bitumeuse en relation avec des gisements pétrolifères.

Capus, Sylvanès, Avène, Camarès, Lacaune.

Lamalou, eaux chaudes bicarbonatées polymétalliques qui sortent d'un filon de quartz.

A côté de ces sources, plutoniennes, on trouve, dans la même région, émergeant du permien triasique, des sources chlorurées sodiques :

Balaruc en rapport avec l'étang de Thau, *Montmajou* et la source sulfatée magnésienne de *Cruzy*.

VOSGES. — Les Vosges forment avec la Forêt Noire un grand anticlinal, dont la clef de voûte est la vallée du Rhin qui s'est effondrée à la période tertiaire.

On trouve, aux environs de Colmar, la trace de formations éruptives.

A l'ouest des Vosges, dans la région des marnes irisées, se trouvent les sources de :

Bourbonne, eaux thermales chlorurées sodiques, collectées dans les nappes interstratifiées (plutoniennes).

Plombières : eaux hyperthermales peu minéralisées, silicatées sodiques arsenicales.

Ces eaux sortent d'un sous-sol de granit porphyroïde recouvert de grès bigarrés, au niveau de filons de quartz et de fluorine.

Luxeuil : eaux hyperthermales chlorurées ferromagnésiennes, qui sortent du grès barytique au niveau d'un filon de jaspe et qui lixivient les strates d'une saline.

Bains-les-Bains : eaux thermales peu minéralisées silicatées, qui émergent comme les sources de Luxeuil des grès barytiques.

Toutes ces sources sont d'origines plutoniennes.

On trouve à côté de ces eaux thermales, dans le trias vosgien, minéralisées par les imprégnations salines du Muschelkalk, des *sources neptuniennes* froides qui constituent les importantes stations de diurèse :

Vittel, Contrexéville, Martigny, Heucheloup, Outrancourt, Saint-Vallier, qui sont des eaux sulfatées bicarbonatées calciques magnésiennes, lithinées.

Passant maintenant au soulèvement alpestre, on trouve au sud les Pyrénées.

Pyrénées. — Les Pyrénées ont précédé les autres chaînes de montagnes dans ce soulèvement et possèdent un type spécial d'eaux minérales : les *eaux sulfurées sodiques*, qui constituent le plus beau joyau de la parure thermale de la France.

Ces sources se trouvent dans la région élevée de la chaîne, partout où apparaît un affleurement du terrain primaire. Elles forment au point de vue géographique deux groupes principaux :

Le groupe de l'est, qui va du Canigou au Val d'Andorre. Le groupe de l'ouest, compris entre Bagnères-de-Luchon et les Eaux-Bonnes.

A l'extrême-est de la chaîne, là où apparaissent les vestiges de manifestations volcaniques et des effondrements tertiaires, qui vont se prolongeant vers les Cévennes, avec émergences basaltiques entre Béziers et Lodève, se trouve une région de sources bicarbonatées sodiques située au niveau du raccordement de la montagne avec la plaine. Dans la plaine, au niveau du Trias, qui contient des gisements de sel et de gypse, il y a des sources salines.

— *Eaux sulfureuses :*

La source la plus orientale est celle d'*Amélie-les-Bains,* qui sort des parois rocheuses de gneiss en rapport avec le schiste et le quartz.

Viennent ensuite les sources qui environnent le Canigou :

La Preste, eaux sulfurées dégénérées qui sortent du gneiss au niveau du calcaire dévonien.

Le Vernet, source abondante, qui sort du granit au niveau du Cambrien.

Graus d'Olette, source abondante, qui sort du gneiss au niveau des calcaires métamorphiques.

Les *Escaldas* et *Molitg,* qui sortent du granit permien.

Dans la vallée de l'Ariège, les eaux d'*Ax* qui sortent d'une faille de schiste cambrien.

A l'ouest de ce groupe de sources thermales s'étend une zone où il n'y a plus de sources thermales sulfureuses ni d'émergences de roches granitiques.

Dans cette région, c'est de l'autre côté du versant, en Espagne, sur les flancs de la Maladetta que sortent les sources de *Caldas,* de *Bobi,* de *Vénasque,* de *Las y Artiès.*

Plus loin, vers l'ouest, les sources sulfureuses réapparaissent sur le versant français.

Les eaux de *Bagnères-de-Luchon* sortent des schistes métamorphiques.

Les eaux de *Barèges* sortent des alluvions glacières au niveau de Cambrien ; il en est de même des eaux de *Saint-Sauveur*.

Puis émerge l'important groupe des eaux de *Cauterets* : la source César sort du granit ; celles des Œufs et de la Rallière sortent du Dévonien, par des diaclases du porphyre.

Plus loin, à l'ouest, les *Eaux-Chaudes* sortent de la Dalle cambrienne et du crétacé.

Les *Eaux-Bonnes* sortent du Trias, elles sont sulfurées et chlorurées sodiques.

— *Eaux bicarbonatées sodiques :*

Le Boulou est situé à l'est au niveau du raccordement de la montagne et de la plaine.

— *Eaux bicarbonatées calciques :*

Ces sources sont situées sur les chaînons parallèles des Pyrénées, à la limite du pli tertiaire, qui vient buter contre le Plateau Central, au niveau du raccord des terrains primaires et secondaires : *Alais, Alet, Rennes-les-Bains, Campagne.*

— *Eaux sulfatées calciques :*

Dans la zone des terrains secondaires, on trouve les stations thermales d'*Ussat*, d'*Aulus* et de *Bagnères-de-Bigorre*.

— Eaux chlorurées sodiques :

Plus au nord, dans le Trias, se trouvent des eaux météoriques minéralisées par lixiviation.

Eaux chlorurées sodiques : *Audinac, Salies-du-Salat, Encausse, Labarthe, Barbazan, Salies-de-Béarn.*

ALPES. — On constate que c'est sur le versant français que se trouvent les diaclases, et, par conséquent, les sources thermo-minérales. Ces eaux sont plus abondantes, mais moins variées que celles de l'Auvergne et des Pyrénées. Elles sont, en général, plus froides et moins chargées en principes dissous, leurs compositions correspondent à celle des *Wildbæder* des Allemands.

— Sources sulfurées sodiques :

Berthemont-Roquebillière, Saint-Martin-l'Entosque, qui sortent du Permien et du Trias.

Aix-les-Bains, eaux sulfurées dégénérées qui sortent de l'Urgonien.

Challes.

Toutes ces sources sont d'origine plutonienne.

— Sulfurées calciques :

Allevard, eaux chlorurées, sulfatées, calciques, sulfurées accidentellement, elles sortent du Lias. L'apparition du sulfure de calcium dans ces eaux sulfatées est due à la réduction des sulfates, qui se transforment en sulfure au niveau des gisements de bitume, qui jouent le rôle de réducteur.

Ce sont des eaux mixtes, mélanges d'eaux plutoniennes et d'eaux météoriques minéralisées par lixiviation.

Uriage. — Eaux sulfurées calciques chlorurées sodiques.

— *Eaux chlorurées :*

Ces sources salines émergent du Trias : *Brides-les-Bains, Salins-Moutiers*, qui sortent des gîtes de sel gemme ; ce sont des eaux mixtes.

ALGÉRIE :

En Algérie, le soulèvement alpestre a fait émerger l'Atlas.Cette chaîne de montagnes possède la même variété de sources qu'en France, ce qui constitue pour notre colonie un joyau thermo-minéral encore presque inexploité.

Il faut signaler les eaux sulfurées sodiques et calciques de *Hammam-el-Biban*, de *Benorarguia*, de *Aïn-Hammam*, de *Ksar-Ksena*, dans la province d'Alger ; de *Hammam-Bou-R'ara*, près de Tlemcen, dans la province d'Oran ; de *Hammam-el-Salahin*, de *Hammam-Cheffia*, de *Hammam-el-Mazen*, dans la province de Constantine.

Les eaux chlorurées sodiques de *Hammam-Melouane*, de *Hammam-Bou-Selam*, de *Hammam-Bou-Taleb ;*

Les sources bicarbonatées sodiques de *Ben-Haroun ;*

Les sources bicarbonatées chlorurées de *Hammam-Bou-Hadjar*, d'*Aïn-el-Hammam-Ben-Hanefia*, de *Hammam-Grous* qui est l'ancien Balneum-

Pompeianum des Romains et dont la composition serait analogue à celle des eaux de Vichy.

Les eaux sulfatées calciques du *Bain-de-la-Reine*, de *El-Hammam* situé près d'El-Kantara, et qui furent dans l'antiquité des Aquæ-Herculis ; les eaux chlorurées sulfatées de *Hammam-R'ira*, de *Hammam-Meskoutine*; enfin les eaux bicarbonatées chlorurées de *Hammam-Bou-Hadjar*.

CHAPITRE V

Captage et aménagement
des sources hydrominérales

Les sources hydrominérales thermales d'origine plutonienne arrivent à la surface du sol en suivant un réseau de failles ou de diaclases. Elles émergent à la surface du sol au niveau d'un pli brusque du terrain, ou au voisinage d'un filon ou d'un dyke éruptif. Parfois l'eau se répand dans les couches stratifiées d'un terrain plus récent, qui recouvre son émergence réelle, en nappes plus ou moins étendues. Le but du captage est d'isoler l'eau minérale des infiltrations d'eaux superficielles étrangères et d'assurer son maximum de débit de température et de minéralisation.

Avant de réaliser le captage d'une source naturelle, ou de procéder au forage, qui a pour but de chercher en son gîte l'eau minérale, il faut procéder à un examen géologique détaillé de la région pour reconnaître la nature de la diaclase, de la faille, de la fracture ou du filon, sa direction et son inclinaison.

S'il s'agit d'une eau accompagnant un filon minéral, il faut reconnaître les points d'affleurement de ce filon. L'ingénieur doit s'efforcer d'attaquer la source au point le plus bas, de façon à obtenir le minimum de charge, ce qui doit assurer le maximum de débit.

Lorsqu'il s'agit de capter une émergence naturelle, cette émergence se trouve en général au point le plus bas, mais parfois un obstacle s'est opposé à l'issue de l'eau au point bas, on doit alors rechercher s'il y a intérêt à supprimer cet obstacle.

L'examen géologique doit être systématiquement poursuivi autour de la source, sur un rayon de 15 kilomètres au moins. En même temps que se fait cet examen, il faut procéder à des analyses chimiques des roches et des terrains, pour reconnaître si l'eau a pu y puiser les éléments de sa minéralisation.

L'exploration de la surface du sol n'est pas suffisante, le géologue doit corroborer les résultats de la coupe géologique faite d'après l'examen de la région par de nombreux sondages. Ces sondages doivent être répartis méthodiquement autour de la source ; si on y trouve de l'eau minérale, on devra se rendre compte de l'action réciproque de ces sondages les uns vis-à-vis des autres, au point de vue du débit et de la minéralisation de l'eau minérale qu'ils débitent.

Si le gisement géologique de la source situé en

terrain rocheux primitif est recouvert d'alluvions et de terrains stratifiés, qui rendent la fracture inaccessible, on doit s'efforcer de déterminer, par des sondages successifs en série, le périmètre de la nappe, qui reconnaît pour origine l'étalement interstratifié de l'eau minérale.

Les résultats des analyses chimiques, les mesures thermométriques, et l'évaluation du volume du dégagement gazeux des eaux retirées des différents forages permettent, en déterminant la zone des forages où se trouvent les eaux les plus concentrées, d'orienter les recherches au voisinage de la fracture, origine de l'écoulement.

M. Dru, en utilisant ces méthodes, a pu déterminer dans une plaine d'alluvions, par des sondages successifs systématiques, la ligne du maximum d'alcalinité et de dégagement gazeux des eaux d'Essenkouty dans le Caucase.

M. Caméré, à Châtel-Guyon, par la méthode des sondages successifs, a déterminé l'orientation de la fissure rocheuse d'où émerge l'eau thermale, et mesuré sa charge hydrostatique, en mastiquant sur chaque trou de sonde un tube vertical en plomb.

Après avoir déterminé le régime des eaux minérales qu'il veut capter, l'ingénieur doit étudier le régime des eaux superficielles de la région, se renseigner sur la perméabilité des terrains de surface, sur leur porosité, sur la structure du sous-sol et des fissures, qui peuvent s'y rencontrer.

Il doit s'assurer qu'il n'y a aucune communication directe ou indirecte entre les eaux superficielles, ou celles de la couche phréatique et l'eau minérale à capter. La méthode la plus simple consiste à verser une dose appropriée de fluorescéine dans l'eau superficielle que l'on suppose pouvoir contaminer l'eau minérale et à examiner des prises successives d'eau minérale prélevée à des intervalles plus ou moins éloignés du moment de l'expérience, avec les procédés sensibles de recherches de la fluorescence, que nous décrirons plus loin (v. p. 91). Il faut au préalable s'assurer que l'eau minérale ne possède pas elle-même une fluorescence naturelle.

Ces divers renseignements permettront à l'ingénieur de déterminer le plan d'eau et le niveau du captage, qui, tout en assurant le débit maximum de l'eau minérale, empêchera l'afflux des eaux superficielles.

La détermination de ce niveau de captage est très importante. En effet si le captage d'une veine d'eau minérale est pratiqué à un niveau trop élevé, ce captage crée sur la source une surcharge qui nuit à son débit; si au contraire ce captage est pratiqué à un niveau trop inférieur, et si par pompage on fait un trop grand appel d'eau, il peut se produire un véritable drainage des eaux superficielles.

La pire des solutions est d'ignorer le niveau du captage, malheureusement beaucoup de captages anciens ont été faits dans ces conditions défectueuses, et les travaux d'art qui existent ne permettent pas le plus souvent de remédier à cet inconvénient.

Il est important de bien connaître l'orientation et la direction de la faille ou de la diaclase qui amène l'eau minérale, car on peut par des sondages recouper la veine hydrominérale, et créer des sources artificielles qui vont quelquefois tarir la source naturelle.

On ne peut remédier à cette spoliation possible par les voisins, qu'en entourant la source d'un périmètre de protection assez étendu et basé sur un examen géologique attentif de la région.

Procédés de captage.

Lorsque le griffon est superficiel, il suffit de créer à son niveau une cuvette protégée par une enceinte en maçonnerie.

Pour mettre à découvert les griffons souterrains on se contente souvent de creuser un puits, parfois aussi on va à leur recherche en creusant des galeries comme dans une exploitation minière.

Les Romains, nos maîtres dans l'art de capter les sources thermales, savaient réaliser ces divers modes de captages et actuellement beaucoup de sources hydrothermales réputées de France sourdent du captage romain, qui n'a subi aucune modification.

Pour éviter les pertes des eaux, et les amener au point choisi, il faut parfois, en terrain fissuré, se livrer à d'importants travaux, établir des barrages et des couvertures en béton, pour isoler l'eau minérale des eaux superficielles.

Les Romains savaient appliquer ces principes. Le captage romain des eaux de Plombières comporte un barrage en béton qui empêche les eaux thermales de se répandre dans la vallée située en aval, et l'établissement d'une couverture en béton, qui isole la source thermale des afflux d'eaux superficielles.

Les sources minérales ont été pour la plupart l'objet des travaux de captage anciens. Les travaux les mieux faits, ceux qui respectent le plus les divers principes qui viennent d'être exposés, sont les captages de l'époque romaine.

Lorsqu'on veut établir un captage rationnel, on est souvent gêné par les travaux antérieurement faits à la source, ou par les conditions de limite de la propriété hors de laquelle il ne faut pas laisser sortir la source.

Les rudiments d'installation masquent plus ou moins le griffon naturel, parfois des maisons entourent la source, et par leurs installations de vidange risquent de la contaminer ; d'autres fois la disposition du sol commande le mode de captage. Ce sont des cas d'espèce dont la solution dépend de l'ingéniosité de l'ingénieur.

On peut considérer plusieurs cas :

1° On peut atteindre le griffon, il est facile de déblayer l'émergence et d'atteindre la fissure en roche compacte d'où sort l'eau minérale.

On peut aménager un captage rationnel par la création d'une fosse, d'un puits étanche, d'une galerie bétonnée, etc.

Le captage en roche solide en place est le plus simple et le meilleur, il suffit d'isoler la roche en enlevant les alluvions qui la recouvrent et de protéger la source par un ouvrage en maçonnerie ou en béton.

C'est ainsi qu'a été réalisé le captage de la source de *Maizières*, source froide lithinée, qui émerge au fond d'une vallée sous un mètre d'alluvions.

Le captage de *Bourbon-l'Archambault*, qui date de l'époque gallo-romaine, a été pratiqué de même façon dans le gneiss. La source est recueillie dans une fosse rectangulaire creusée sur le filon, et dont les parois ont été garnies de béton. Le volume de la chambre de captage est de 51 mètres cubes.

Lorsque l'eau arrive dans la fosse vide, son débit est de 1.000 mètres cubes en vingt-quatre heures ; lorsque le niveau s'élève et atteint 5 mètres dans la cuve, le débit de la source est réduit à 270 mètres cubes en vingt-quatre heures.

A *Néris*, les eaux thermales sourdent à flanc de coteau à l'émergence d'un filon de quartz perpendiculaire, à l'orientation de la vallée du Cher, qui coule 200 mètres plus bas.

Le captage romain a consisté à barrer la vallée par un revêtement de béton pour recueillir l'eau thermale à son émergence.

A *Châtel-Guyon* l'eau sort d'une diaclase de granit en rapport avec une faille profonde. Quelques coups de sonde dans le roc ont constitué autant de griffons.

Le captage a dû être subordonné à la conservation des gaz abondants, qui se dégagent tumultueusement au moment de l'arrivée de l'eau à la surface du sol.

M. Cameré, en 1882, a nivelé la roche de chaque côté des trous de sonde sur 0 m. 30, il a coiffé le tout d'un tuyau de plomb demi-cylindrique. Mais pour ne pas laisser en charge dans la canalisation le mélange tumultueux de gaz et d'eau, il a ménagé en face de chaque forage des tubulures verticales, qui amènent les gaz dans une seconde canalisation située au-dessus de la première.

Il y a donc double canalisation : les gaz circulent dans la canalisation supérieure, les eaux dans la canalisation inférieure. Ces deux canalisations aboutissent à un réservoir unique. L'eau et les gaz sont mélangés intimement au moment de leur arrivée dans le réservoir par un dispositif d'injection basé sur le principe des Giffard des locomotives.

A *Vals* et à *Alet* les captages faits en roche dure fissurée consistent en de simples forages.

Certaines sources incrustantes construisent elles-mêmes dans les terrains sédimentaires perméables, qui recouvrent leur griffon, de véritables cheminées piézométriques, en constituant des bancs de travertin rocheux, qui les isolent des eaux superficielles des terrains d'alluvions.

Tel est le cas des sources bicarbonatées sodiques de *Vichy*. La source de la Grande Grille s'est entourée d'une colonne d'aragonite. Les sources des Célestins se sont entourées d'un rocher de travertin.

Il suffit, pour les capter, de perforer la paroi de ces travertins, pour faire jaillir l'eau au point de moindre résistance ainsi créé.

A *Contrexéville*, à *Vittel* et à *Martigny* les eaux sortent des fissures du *Muschelkalk* et s'épandent dans une strate perméable au-dessous d'une couche d'argile imperméable. Il suffit de perforer la couche imperméable par des puits isolés pour atteindre l'eau accumulée dans la couche sous-jacente.

A *Pougues* les eaux bicarbonatées arrivent à la surface en suivant une faille, mais, avant d'émerger au griffon, elles se mélangent en partie avec les eaux superficielles.

La source *Saint-Léger* émerge au niveau du sol. Un sondage a recoupé la fissure hydro-minérale et, créant un point de moindre résistance à un niveau inférieur, a créé une source jaillissante : *Source Sainte-Alice*, qui débite deux mètres cubes à la minute.

Ce sondage avait fait baisser le niveau de la source Saint-Léger de quatre mètres.

On a surmonté la source Sainte-Alice d'un tube piézométrique de cinq mètres de hauteur, le débit de cette source a été diminué et le niveau de la source Saint-Léger est revenu à son point antérieur.

Lorsque l'eau minérale sort d'une roche tendre, ou lorsque la couche d'alluvions, qui recouvre le griffon, est trop épaisse pour permettre de l'atteindre, on isole la source minérale des infiltrations d'eaux superficielles qui peuvent la souiller, en établissant des enveloppes imperméables successives.

Tel est le cas des captages d'*Euzet* et de *Saint-Gervais* dans la Haute-Savoie.

Parfois on établit dans le travertin des puits ou de véritables citernes comme à *Vichy* (source des Célestins).

Le captage par galeries de mine a été utilisé à *Cauterets*. M. Abadie, en recoupant la roche éruptive, par une galerie captante, a obtenu une venue thermale abondante.

A *Plombières* une galerie creusée perpendiculairement au thalweg à flanc de coteau, sur un trajet de 21 m. 75, a amené la découverte d'un véritable filon thermal, la *source Savonneuse*.

A *Uriage* une galerie de drainage dans les alluvions, suivie d'un puits de 36 mètres de profondeur, a permis de réaliser le captage de la source dans le Lias.

A *Lamalou,* l'ancienne source sortait d'un filon
de barytine ; l'ingénieur François en recoupant
le filon transversalement a retrouvé et capté la
source.

Pendant les travaux de sondage, la source s'est
échappée par une crevasse profonde. Coulant du
ciment dans le trou de sonde, l'ingénieur a pu
obturer la crevasse, puis reprenant le forage dans
le béton, il a obtenu une nouvelle émergence de
la source ayant un débit beaucoup plus abondant
que l'ancienne source.

Lorsqu'il est impossible d'atteindre le griffon,
et que l'eau thermale cheminant en terrains sédimentaires perméables, graviers et alluvions, vient
sourdre en plusieurs points, on peut la forcer à
n'émerger qu'en un point choisi, en créant une
surcharge sur tous les autres points.

Les Romains réalisaient ces conditions en établissant des revêtements en béton (Plombières).

M. François a eu l'idée de se servir des eaux
superficielles pour créer cette surcharge en inondant les terrains perméables d'alluvions, ce qui
force l'eau minérale à sortir au point choisi, point
où on crée une moindre résistance.

Ce procédé de *charge hydrostatique* est basé
sur les constatations suivantes :

Lorsque dans un vase communiquant, obstrué
par une couche perméable (du sable par exemple),
celle-ci est imbibée dans chacune de ses bran-

ches d'eaux d'origines différentes, si on vient à créer dans une branche une augmentation de pression, l'eau de composition différente contenue dans l'autre branche subit cette pression sans qu'il y ait mélange des eaux.

C'est ainsi qu'à *Balaruc* le niveau des sources minérales est influencé par l'étang de Thau, sans qu'il y ait mélange des eaux de cet étang avec les eaux minérales.

A *Ussat*, en se basant sur ce principe, M. François a réalisé le relèvement et la régulation du débit des sources thermales, en inondant à niveau constant les alluvions où allaient se perdre les eaux minérales, en se mêlant aux eaux du torrent l'Ariège. Il a aussi relevé les eaux thermales de *Bagnères-de-Luchon* par le même procédé.

Lorsque les griffons sont profondément situés et inaccessibles, on cherche à atteindre la veine liquide par des sondages plus ou moins profonds, qui permettent d'obtenir de véritables sources artésiennes.

A *La Bourboule*, les sources ont été captées par des sondages allant jusqu'à 161 mètres.

Dans le bassin de *Saint-Yorre*, à *Hauterives*, à *Cusset* et à *Vesse* on a obtenu de nombreuses sources artésiennes par des forages plus ou moins profonds (28 à 46 mètres).

Des sources hydrominérales ont parfois été découvertes au cours de sondages effectués dans un but tout différent.

A *Montrond*, par exemple, on avait entrepris un sondage pour rechercher du charbon, à 502 mètres de profondeur on a trouvé une source jaillissante.

A *Kissingen* on pratiquait un sondage pour chercher un gisement de sel ; on a trouvé la source hydrominérale à 584 mètres de profondeur.

A *Montdorf* (Luxembourg) on cherchait un gisement de sel, et le sondage avait atteint 730 mètres de profondeur lorsque, à 502 mètres, se mit à sourdre une source thermale chlorurée d'un débit de 606 litres à la minute.

Récolte et conservation des eaux minérales.

Le problème du transport de l'eau minérale du point d'émergence au point d'utilisation est souvent très compliqué. Les conduites doivent être imperméables, mauvaises conductrices de la chaleur et non altérables par l'eau. Pour conserver intacte sa composition chimique, l'eau doit circuler en général dans des tuyaux pleins.

Quel que soit le mode de captage, il faut que le réservoir où on reçoit les eaux soit hermétiquement clos, que l'on y recueille l'intégralité de l'eau et des gaz, et que le séjour de l'eau dans ce réservoir ne dépasse pas vingt-quatre heures avant utilisation.

Les eaux minérales n'arrivent pas toujours à la température convenable pour leur utilisation, trop chaudes ou trop froides elles doivent être réchauffées ou refroidies.

La réfrigération ou le réchauffement des eaux minérales doivent être obtenus sans mélange avec des eaux étrangères et sans qu'elles perdent aucune de leurs qualités. Des dispositifs spéciaux sont appliqués dans les diverses stations thermales, leurs descriptions ne peuvent être faites dans cet ouvrage.

A *Cannstadt* on a disposé à l'intérieur du griffon un serpentin de vapeur pour réchauffer l'eau au fur et à mesure de son arrivée à la surface.

DEUXIÈME PARTIE

PROPRIÉTÉS PHYSIQUES ET CHIMIQUES DES EAUX MINÉRALES

CHAPITRE VI

Couleur. Turbidité. Fluorescence. Indice de réfraction. Densité. Onctuosité. Odeur. Saveur. Thermalité.

Couleur.

Les eaux minérales sont en général incolores sous une faible épaisseur.

En plus grande masse elles sont verdâtres et de teintes diverses selon la nature des terrains traversés et des substances qui s'y trouvent en dissolution.

On peut évaluer et caractériser la couleur d'une eau en la comparant à des liquides témoins obtenus en mélangeant en proportions variables des solutions plus ou moins diluées de chlorure de platine (teinte jaune) et de chlorure de cobalt (teinte bleue) (méthode Allen-Hazen).

Turbidité.

Les eaux minérales bien captées sont limpides, cependant la plupart d'entre elles tiennent en suspension des parcelles de terre ou de roches et parfois des substances organiques, qui troublent leur transparence.

Les eaux bicarbonatées et les eaux sulfurées se troublent par altération spontanée à l'air.

Divers procédés permettent d'évaluer la turbidité des eaux :

1° La méthode du capitaine Renard consiste à évaluer la profondeur à laquelle on peut encore distinguer une assiette blanche.

2° MM. Van de Broeck et Radir ont imaginé un *tholomètre*, tube en verre de deux mètres de haut que l'on remplit avec l'eau à examiner. On y fait enfoncer un trèfle en métal émaillé, dont les fleurons sont colorés en trois couleurs : blanc, gris, noir.

On évalue la turbidité d'après la hauteur de l'eau capable de masquer l'une de ces couleurs.

Fluorescence.

L'étude de la fluorescence présente un grand intérêt.

Nous avons vu (page 78) que le meilleur moyen de déterminer si une communication souterraine peut permettre le mélange d'eaux d'origine différente, consiste à additionner l'une de ces eaux de fluorescéine et à regarder si cette matière colorante apparaît dans l'autre source.

La fluorescéine, phtaléine de résorcine, insoluble dans l'eau à l'état pur, s'y dissout en présence des alcalis.

Sa solution concentrée est jaune rougeâtre, mais diluée dans l'eau elle prend une teinte dichroïque, verte par réflection et fluorescente. Son pouvoir colorant est très considérable.

Un dispositif très simple, le *fluoroscope*, tube de cristal blanc d'un mètre de long et de deux centimètres de diamètre, bouché à l'une de ses extrémités par un bouchon noirci, permet de constater le reflet verdâtre caractéristique de la fluorescéine dans une dilution aqueuse de 1/10.000.000, soit 1 gramme dans 10 mètres cubes d'eau.

Un dispositif plus scientifique imaginé par M. Diénert est d'une beaucoup plus grande sensibilité, il permet de déceler la présence de 1/200.000.000 de fluorescéine, soit 1 gramme dans 200 mètres cubes d'eau. Cet appareil permet aussi l'étude qualitative et quantitative de la fluorescence naturelle des eaux.

Fluoroscope de Diénert. — Une source lumineuse puissante (arc électrique), placée dans une lanterne, donne un faisceau de lumière parallèle.

Ce faisceau est divisé en deux par deux miroirs
plans E inclinés à 45 degrés et renvoyé par deux
autres miroirs FF' de façon à cheminer parallè-
lement dans deux gaines, où on peut interposer
des verres colorés ayant un pouvoir absorbant

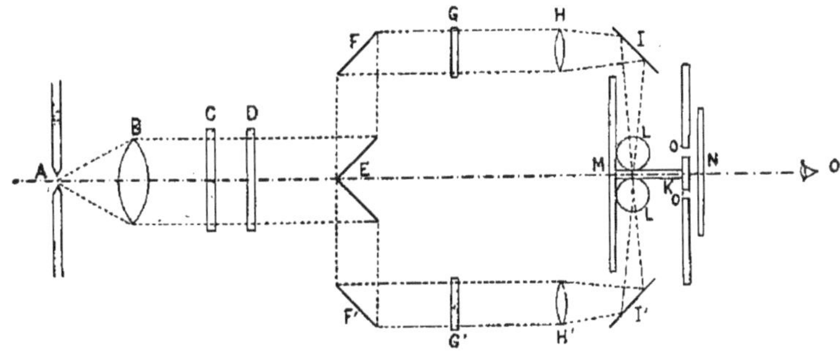

Coupe de l'appareil Diénert pour la recherche des substances
fluorescentes dans les eaux

Fig. 17. — Appareil Diénert pour la recherche
de la fluorescence des eaux.

connu GG'. Ces rayons sont repris par deux len-
tilles convergentes H,H' et deux miroirs plans I,I'
inclinés en sens inverse des premiers, ramènent
les deux faisceaux lumineux aux points L et L'.
On place à ces points les flacons qui contiennent
les liquides fluorescents; celui qui renferme l'eau
à examiner est placé en L et en L', on dispose un
flacon qui contient une solution de fluorescéine
de titre connu; les rayons émis par la fluorescence
illuminent les fenêtres O et O' juxtaposées.

On peut examiner ces fenêtres et comparer l'intensité lumineuse de chacune d'elles soit à l'œil nu, soit à la loupe.

On fait varier ces intensités, de façon à les égaliser en interposant un plus ou moins grand nombre de verres colorés en G et G'.

Cet appareil permet d'évaluer à 10 °/₀ près l'intensité de la fluorescence, à la condition que l'œil soit mis préalablement au repos dans l'obscurité pendant une minute, que l'eau soit absolument limpide, et non colorée.

On peut augmenter, pour les eaux troubles, la visibilité de la fluorescence en utilisant les prismes biréfringents. L'image extraordinaire apparaît fluorescente, car la lumière diffusée par les particules en suspension, qui masque la fluorescence, est arrêtée par le prisme. On augmente aussi la visibilité de la fluorescence en utilisant la lumière rouge violacé.

Fluorescence naturelle des eaux. — M. Diénert a étudié la fluorescence naturelle des eaux. Il a constaté que les eaux potables de surface possédaient :

1° Une *fluorescence verdâtre* analogue à celle produite par la fluorescéine très diluée.

2° Une *fluorescence bleu verdâtre*. — Cette fluorescence d'origine végétale s'observe principalement dans les eaux d'origine tourbeuse, elle existe surtout dans les eaux météoriques, augmente dans les eaux de surface après les pluies.

M. Diénert a constaté cette fluorescence dans les eaux du petit Morin, dans les eaux de rivières souillées par des purins, des matières fécales, des eaux d'égouts, des eaux de drains des champs d'épandage ; dans les eaux de pluies et dans la neige.

3° Une *fluorescence bleutée*. — On constate cette fluorescence dans les eaux de pluie, de neige et surtout dans les eaux de condensation des brouillards de Paris.

Les eaux minérales bien captées ne sont pas en général fluorescentes, ou ne possèdent qu'une faible fluorescence.

Certaines eaux minérales ayant traversé des terrains goudronneux ou tourbeux ont une fluorescence spéciale.

La fluorescence des eaux d'origine superficielle augmente en général par le chauffage à 130° pendant une demi-heure à l'autoclave.

La fluorescence des eaux minérales d'origine plutonienne, qui ont été chauffées au-dessus de cette température dans les profondeurs de la terre, ne varie pas par le chauffage.

L'examen de la fluorescence naturelle des eaux présente un grand intérêt. Cette question est encore à l'étude en ce qui concerne les eaux minérales.

Essais à la fluorescéine. — La recherche des communications possible, des gouffres, bétoires, eaux superficielles avec les eaux minérales captées devrait se faire systématiquement à l'aide de l'essai à la fluorescéine.

Cet essai a permis de constater fréquemment les communications de sources éloignées entre elles et dont on ne soupçonnait pas les relations.

Il conviendrait d'imposer cet essai dans toutes les stations thermales, pour s'assurer la non-communication des eaux superficielles avec l'eau minérale.

Pour ne pas effrayer le public, il convient de réaliser ces expériences avec discrétion et indépendance.

Les propriétaires des sources et les médecins des stations hydrominérales ont le plus grand intérêt à savoir s'il y a communication des eaux minérales captées avec des eaux d'autre origine, soit pour modifier les captages s'il y a lieu, soit pour protéger efficacement les eaux de surface, qui viennent s'adjoindre aux eaux thermales, lorsqu'il a été reconnu que ce mélange est désirable pour assurer l'action pharmacologique de l'eau minérale.

Les propriétaires de sources devraient provoquer ces recherches, au lieu de les redouter.

Mode opératoire. — Pour réaliser une expérience de la fluorescéine, il faut mettre une quantité suffisante de réactifs et si on en fait la projection dans un puits ou aveu desséché, il faut diluer le réactif dans une suffisante quantité d'eau pour atteindre le trajet souterrain supposé.

Diénert a établi empiriquement une formule, qui permet d'évaluer en grammes la quantité de fluorescéine nécessaire pour un essai probant.

$$A = K \triangle l$$

A est la quantité de fluorescéine en grammes.

K est un coefficient, qui pour la fluorescéine est 0,0000000025.

$\triangle$ le débit de l'ensemble des sources que l'on suppose en rapport avec le point où on verse la matière colorante.

l la distance en centimètres du point où on projette la matière colorante à la source la plus éloignée.

Pour évaluer la quantité minima d'eau de dilution qu'il faut envoyer dans l'aven ou le puits desséché pour atteindre la diaclase, Diénert admet empiriquement qu'il faut verser au moins un mètre cube d'eau par mètre de distance, qui sépare le puits ou l'aven du thalweg de la vallée.

Il n'y a aucun inconvénient à employer un excès de substance colorante ni à la diluer dans un plus grand volume d'eau.

Si on utilise cette réaction pour rechercher des contaminations possibles par fumiers ou fosses d'aisances, il faut employer des quantités de réactifs supérieures aux chiffres minima ci-dessus calculés.

Indice de réfraction.

L'indice de réfraction des eaux minérales varie suivant leur composition, la mesure de cet indice peut servir à identifier et à contrôler la pureté d'une eau minérale transportée, et aussi à vérifier rapidement la constance de composition de l'eau émergeant au griffon. Actuellement la méthode de mesure de l'indice de réfraction basé sur l'observation de la limite de la réflexion totale est très sensible, précise et rapide.

Le réfractomètre à immersion de Zeiss permet de déterminer l'indice des réfractions d'un liquide avec autant de facilité que la détermination de sa température avec un thermomètre; cette mesure est obtenue avec une sensibilité et une précision telles, que la moindre variation dans la composition chimique du liquide examiné se manifeste.

Actuellement cet appareil est utilisé dans les laboratoires de chimie et de physique pour vérifier la pureté d'un grand nombre de substances et pour contrôler le titre exact des solutions titrées.

J'ai eu l'idée de l'appliquer à l'identification et au contrôle de la pureté des eaux minérales. Cet examen rapide permet de vérifier en un laps de temps très court un grand nombre d'échantillons et de déceler ceux qui doivent être suspectés.

Un liquide donné possède toujours le même indice de réfraction, lorsqu'il a la même compo-

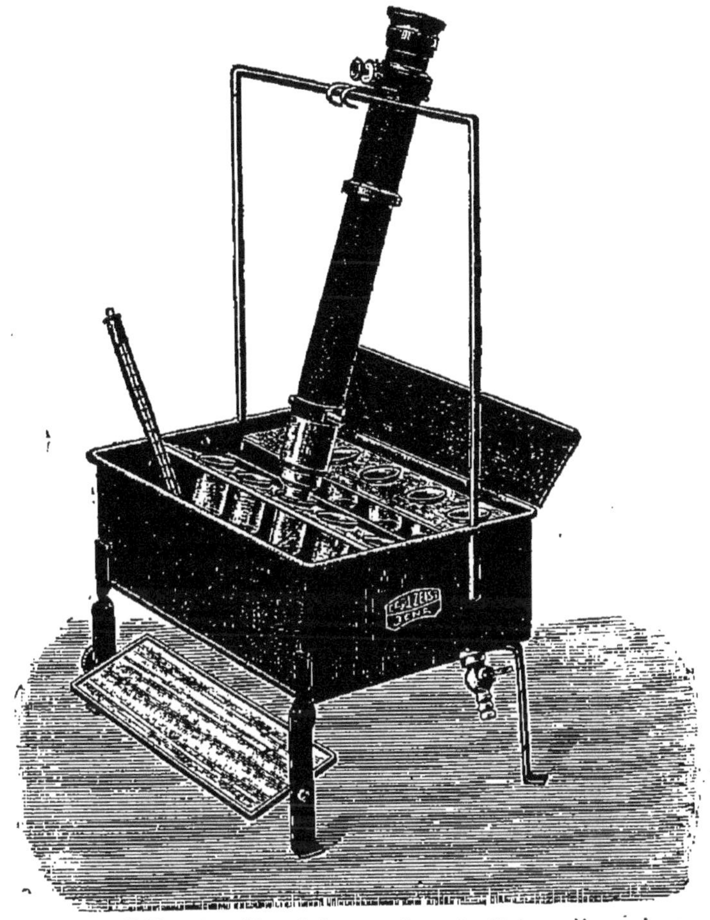

FIG. 18. — Réfractomètre à immersion de Zeiss, disposé pour la mesure de l'indice de réfraction des eaux minérales.

sition ; toute modification dans la valeur de cet indice indique une variation dans la composition chimique du liquide examiné.

J'ai déterminé un grand nombre de ces indices de réfraction des eaux minérales transportées ; ces chiffres peuvent servir de base à des recherches ultérieures :

INDICES DE RÉFRACTION DE QUELQUES EAUX MINÉRALES
(*mesurées à la température de 17°5.*)

	Chiffres du réfractomètre de Zeiss	Indices de réfraction N_D
Eau distillée	15	1,333 200
Bagnoles-de-l'Orne . . . . . } Forges-les-Eaux (*Reinette*) . . }	15,1	1,333 223
Evian (*Cachat*) . . . . . . } Luxeuil (*Hygie*) . . . . . . } Eaux-Bonnes (*Vieille*). . . . }	15,2	1,333 276
Challes . . . . } Alet . . . . } Thonon. . . . . } Allevard. . . . . } Mont-Dore. . . . . }	15,6	1,333 434
Bourbon-l'Archambault (*Jonas*).	15,7	1,333 466
Vittel (*Grande Source*). . . . } Saint-Amand (*L'Evêque*) . . . } Bourbon-Lancy . . . . }	15,8	1,333 512
Saint-Galmier (*Badoit*). . . .	15,9	1,333 551
Contrexéville (*Pavillon*) . . . } Lamalou (*Uxlade*) . . . . . }	16	1,333 580

Bussang (*Salmade*)	16,2	1,333 658
Couzan	16,3	1,333 694
Vittel (*Source salée*)	16,6	1,333 808

Vittel (*Source centrale*) . . . }	17	1,333 970
Enghien. . . . . }		

La Bourboule (*S. Choussy*) . .	17,3	1,334 084
Vichy (*Célestins*)	17,5	1,334 165
Vals (*Favorites*)	17,6	1.334 204
Vals (*Vivaraises n° 3*). . . .	17,8	1,334 292
Le Boulou.	18,1	1,334 389
Saint-Nectaire (*Royale*) . . .	18,3	1,334 462
Vichy (*Hôpital*)	18,5	1,334 540

Vichy (*Grande Grille*). . . . }	18,8	1,334 654
Châtel-Guyon (*Gubler*) . . . }		

Vichy (*Généreuse*)	19	1,334 740
Uriage	20	1,335 130
Salins-Moutiers (*Grande Source*).	21,4	1,335 666
Salins (*Jura*)	47,6	1,345 598

Cette méthode très simple peut être mise entre les mains de tous sans apprentissage, elle permet de faire de nombreuses mesures en quelques minutes. Elle rend les plus grands services lorsqu'il s'agit de rechercher, dans un lot de bouteilles d'eaux minérales saisies, les eaux suspectes de fraude.

L'application de cette méthode à l'examen quotidien des sources permettrait de savoir s'il y a des variations dans la composition de l'eau minérale à son émergence.

Lorsque l'indice de réfraction reste immuable,

on peut être certain de la constance de la composition chimique de l'eau. Toute variation de cet

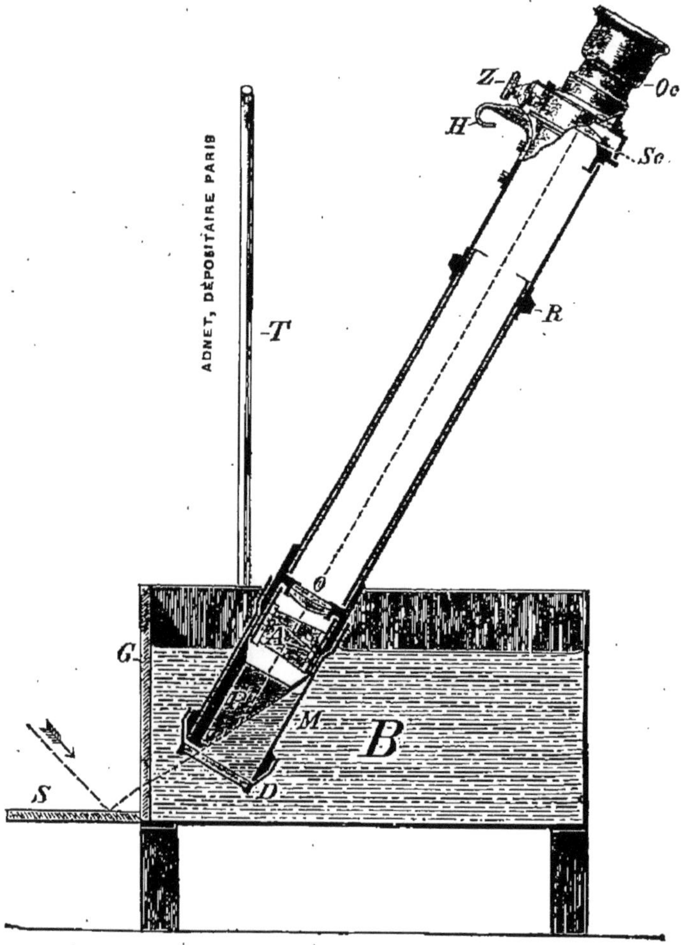

FIG. 19. — Coupe du réfractomètre à immersion de Zeiss.

indice doit attirer l'attention sur la modification de la composition de l'eau ; on doit alors déterminer la nature de cette modification de composition par une analyse chimique complète et attentive.

Si on observe dans une source des modifications
périodiques de l'indice de réfraction, il sera intéressant de voir si ces modifications ne concordent
pas avec des modifications dans l'action pharmacologique des eaux.

Chaque station devrait mesurer chaque jour la
valeur de cet indice, qui peut devenir un précieux
renseignement pour le médecin.

*Méthode de mesure de l'indice de réfraction avec
le réfractomètre à immersion de Zeiss.* — La
méthode de mesure est basée sur l'observation de
la limite de la réflexion totale au moyen d'une
lunette. On plonge simplement le prisme fixé à
l'extrémité inférieure du réfractomètre dans la
solution.

Le liquide dont on veut déterminer l'indice de
réfraction est placé dans un petit vase à filtrer
ou dans une cuve spéciale s'adaptant à l'instrument. Ce vase ou cette cuve est placé dans une
cuve d'eau, qui est maintenue à la température de
$17°5$.

Il importe, pour le bon fonctionnement de l'instrument, que la lumière traverse le liquide dans
une direction parallèle à la surface extérieure du
prisme. On fait pénétrer la lumière de bas en
haut à l'aide d'un miroir placé au-dessous de la
cuve, qui contient de l'eau à la température de
$17°5$.

On observe dans la lunette la limite entre la partie claire et la partie obscure, limite de la réflexion totale, et on note la position de cette limite sur la graduation placée dans l'intérieur de la lunette.

Une table permet de transformer les degrés de l'échelle du réfractomètre en indice à réfraction ; dans la pratique, lorsqu'on veut simplement s'assurer si l'indice de réfraction de l'eau minérale examinée ne varie pas, on se contente de noter le degré lu sur l'échelle de l'appareil, à chaque observation.

Le réfractomètre a été réglé à 17°5 ; à cette température, l'eau distillée dont l'indice de réfraction est 1,333200, place la limite obscure sur la division 15.

Il est important de régler soigneusement la température

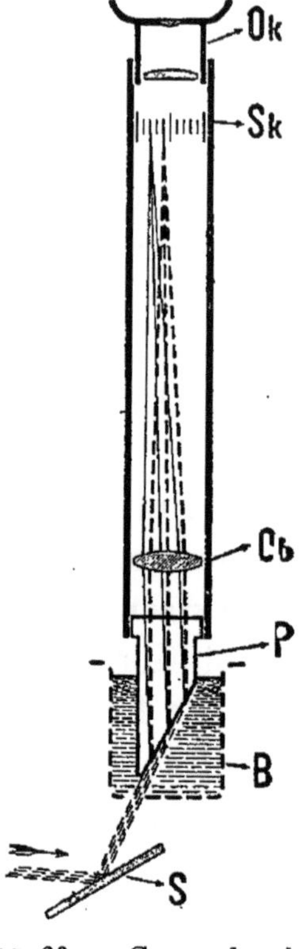

Fig. 20. — Coupe du réfractomètre de Zeiss montrant le trajet des rayons réfractés.

du bain d'eau dans lequel on plonge les **vases**, et d'attendre dix minutes avant de faire la lecture du chiffre observé, pour permettre aux températures de s'égaliser.

En raison de la différence des dispersions qui

existe entre le verre et les liquides, la limite qui sépare la plage claire du champ de l'oculaire, de sa plage sombre est en général colorée, grâce au compensateur, placé dans l'appareil, que l'on fait manœuvrer au moyen de la bague moletée R, on rend la limite incolore et nette.

La précision du réfractomètre à immersion est considérable, elle permet d'obtenir à 3, 7 unités près le cinquième chiffre décimal de l'indice de réfraction.

Densité.

La densité des eaux minérales est plus élevée que celle de l'eau distillée, elle dépend de la minéralisation. Les mesures précises de la densité donnent des renseignements utilisables pour l'identification des eaux minérales, mais cette détermination est une méthode de laboratoire longue et minutieuse. Il est préférable de mesurer l'indice de réfraction qui est plus facile à observer et donne des indications identiques.

Onctuosité.

Au toucher certaines eaux minérales sont onctueuses ; cette onctuosité est due soit à la présence de substances organiques glaireuses (Barègine des eaux sulfureuses des Pyrénées), soit à la faible minéralisation des eaux, et surtout à l'absence des sels de chaux.

Odeur et saveur.

L'odeur et la saveur des eaux minérales dépendent de leur composition chimique.

Thermalité.

La température des eaux minérales, au moment de leur émergence, est un élément important à considérer pour l'utilisation médicale de ces eaux. Les anciens attachaient une grande importance à la qualité thermale des eaux minérales. La plupart des sources thermales ont été l'objet de captage par les Romains qui s'en servaient pour alimenter leurs thermes.

Les eaux minérales émergent à des températures très différentes ; on a basé sur la température une classification des eaux, celles-ci ont été réparties en quatre classes :

Eaux froides. — Qui émergent à une température inférieure à 20°.

Eaux hypothermales. — Dont la température au griffon est comprise entre 20° et 35°.

Eaux thermales. — De 30° à 50°.

Eaux hyperthermales. — Au-dessus de 50°.

La mesure de la température d'une source est un bon moyen de surveillance et vient corroborer les autres renseignements donnés sur la constance de composition des eaux.

La température d'une source d'origine profonde est sensiblement constante, cette température est au contraire variable si les eaux sont mélangées avec des eaux superficielles n'ayant fait qu'un court trajet souterrain.

Pour prendre la température d'une eau, il suffit d'y plonger un thermomètre à maxima ; lorsqu'on désire étudier la température d'une eau, qui circule dans une canalisation, on adapte, à un robinet situé sur cette canalisation, un flacon à trois tubulures, dans lequel est placée la boule d'un thermomètre maxima, on fait couler l'eau rapidement pendant dix minutes, avant de faire la lecture.

La thermalité d'une eau minérale dépend de la température du sous-sol d'où elle émerge.

De nombreuses constatations expérimentales ont établi que, lorsqu'on s'enfonce dans le sous-sol, la température croît progressivement et proportionnellement à la profondeur.

On appelle *degré géothermique* la profondeur dont il faut creuser le sol pour observer une augmentation de température d'un degré centigrade au-dessus de la température moyenne du lieu.

Ce degré géothermique, constant pour un lieu donné, varie d'après la contexture du terrain.

Dans les terrains de consolidation ancienne, le degré géométrique est élevé.

Au Canada par exemple, le degré géothermique est de 60 mètres, c'est-à-dire qu'il faut atteindre une profondeur de 60 mètres pour observer une augmentation de la température de 1°.

Dans les terrains d'origine volcanique, le degré géothermique est beaucoup plus faible. En Auvergne il est de 10, c'est-à-dire qu'on observe une augmentation de 1° chaque fois que l'on approfondit les puits d'une hauteur de 10 mètres.

En moyenne le degré géothermique dans les terrains stratifiés est de 33.

Il résulte de ces constatations qu'à une profondeur d'environ 3.300 mètres en moyenne, l'eau est portée à la température de l'ébullition, et qu'à une profondeur de 33.000 mètres, les roches sont portées à une température d'environ 1.000°, température à laquelle elles émettent leur eau de constitution : *leurs eaux vierges*, d'après les expériences d'Armand Gautier.

En appliquant les lois de la géothermie, on peut évaluer approximativement la profondeur d'où provient une eau thermale lorsqu'on connaît le degré géothermique du lieu.

Mais il faut se rappeler que pendant le parcours effectué dans les diaclases des terrains stratifiés, les eaux se refroidissent en raison inverse de leur vitesse de translation, c'est-à-dire en fonction de leur durée de séjour dans ces couches superficielles.

La quantité de chaleur apportée des profondeurs

du sol à la surface par les eaux thermales est considérable. D'après M. de Launay, la chaleur four-
nie par les sources thermales françaises est équi-
valente à celle que produirait la combustion de
100.000 tonnes de houille.

CHAPITRE VII

Pressions osmotiques. Tonométrie. Ébullioscopie. Cryoscopie. Ionisation. Conductibilité électrique. Résistivité électrique.

Les eaux minérales sont des solutions plus ou moins complexes d'éléments minéraux divers. Elles sont donc soumises à toutes les lois de la chimie physique, qui ont récemment apporté des notions précises sur la constitution des solutions et sur les échanges moléculaires.

On a voulu attribuer aux *ions* contenus dans les eaux minérales, solutions naturelles, un rôle important dans l'action thérapeutique de ces eaux, il importe donc de donner ici quelques précisions sur les notions récentes de chimie-physique concernant les principes fondamentaux de la mécanique chimique, la loi des pressions osmotiques et la théorie des ions de Svante Arrhénius, applicables à l'hydrologie.

Pression osmotique.

Lorsqu'on met un morceau de sucre au fond d'un verre plein d'eau, on voit peu à peu les cristaux solides de ce morceau de sucre diminuer et disparaître dans l'eau. Les particules d'eau avoisinant le morceau de sucre ont acquis une saveur particulière, et peu à peu, même sans agiter le vase, toute la masse de l'eau a acquis une saveur sucrée ; les molécules solides de sucre se sont transformées, elles ont disparu et se sont répandues dans toute la masse de l'eau.

Si on évapore une partie de l'eau sucrée, prélevée dans une portion éloignée de celle où on avait disposé le morceau de sucre, on y constate la présence de ce corps.

Les molécules, qui constituèrent le morceau de sucre se sont donc répandues dans toute la masse.

. L'expérience faite avec le sucre peut être renouvelée avec toute autre substance solide, liquide ou gazeuse.

Si on place à la surface d'un verre d'eau une goutte d'alcool, au bout de quelque temps les molécules d'alcool se seront réparties uniformément dans toute la masse liquide.

Si on fait dégager au fond d'un verre d'eau une bulle d'acide carbonique, cette bulle disparaît et l'acide carbonique se répartit uniformément dans toute la masse de liquide.

Qu'il s'agisse d'un solide, d'un liquide ou d'un gaz, les substances solubles se répartissent dans leur solvant et s'y incorporent à un état nouveau dit : *état dissous*.

La dissémination des particules dans le liquide dissolvant est due à l'action d'une force : *force de diffusion*, qui anime les particules dissoutes d'une certaine vitesse de translation dans toutes les directions et à travers toute la masse du liquide.

Si on oppose à cette *force de diffusion* un obstacle, par exemple une membrane poreuse, qui sépare en deux la masse du solvant, on constate que la substance dissoute, suivant sa nature, diffusera plus ou moins facilement à travers cette membrane, que le temps nécessaire pour obtenir l'égale répartition du corps dissous dans toute la masse du solvant au-dessus et au-dessous de la membrane sera plus ou moins long. Ce temps varie suivant la composition moléculaire du corps dissous, et suivant la nature et la texture de la membrane poreuse. Ce phénomène de transport des molécules dissoutes à travers une paroi poreuse a été appelé *osmose*.

La perméabilité des membranes poreuses n'est pas égale pour toutes les substances dissoutes ; certaines substances (colloïdes) ne traversent que très lentement certaines membranes (semi-perméables) végétales et animales.

En utilisant ces membranes, on peut arriver à mesurer la *force osmotique* ; car lorsque la molécule dissoute vient à heurter la paroi imperméable, la vitesse de translation de la molécule se transforme en pression.

Les résultats de ces phénomènes étaient connus depuis longtemps, mais on ne savait ni en donner l'explication, ni en coordonner les manifestations, ni en prévoir les résultats.

Pfeffer en 1877 eut l'idée de comparer les molécules dissoutes dans un solvant, aux molécules d'un gaz emprisonné dans une enceinte close.

Il admit que, de même que les molécules gazeuses sont animées d'une certaine *vitesse de translation* due à l'application de la *force élastique*, qu'enfermées dans une enceinte elles exercent sur les parois une *pression*, les molécules dissoutes dans une solution sont animées d'une certaine *vitesse de diffusion* due à l'application de la *force osmotique*, et qu'enfermées dans un solvant elles exercent sur les parois imperméables une certaine *pression osmotique*.

L'hypothèse de Pfeffer a permis d'appliquer aux corps dissous les lois établies pour les gaz par Mariotte, Dalton et Avogadro, dont il a suffi de modifier légèrement le texte.

1ʳᵉ Loi de Pfeffer, ou des pressions (loi de Mariotte appliquée aux solutions).

Les *pressions osmotiques* d'une même masse de substance dissoute, à une même température, sont inversement proportionnelles aux volumes des solutions.

2me Loi de Pfeffer. — *Loi des mélanges.* (Loi de Dalton appliquée aux solutions.)

Dans une solution d'un mélange de corps dissous, la *pression osmotique* est égale à la somme des pressions osmotiques de tous les corps dissous considérés chacun comme occupant le volume de la solution tout entière.

3me Loi de Pfeffer. — *Loi des molécules.* (Loi d'Avogadro appliquée aux solutions.)

A volumes égaux, dans les mêmes conditions de *pression osmotique* et de température, toutes les solutions contiennent un même nombre de molécules.

Les lois de dissociation des gaz, découvertes et établies par Sainte-Claire Deville, s'appliquent de même aux dissolutions.

De même que les gaz sont susceptibles de se *dissocier*, c'est-à-dire de se décomposer en fragments plus petits que leur molécule, certaines substances en solution se décomposent en fragments plus petits que leur molécule : fragments appelés *ions*.

De même que la dissociation des gaz est limitée pour chacun d'eux, par un état d'équilibre, qui dépend de la température et de la pression ; l'*ionisation* des substances dissoutes est partielle et limitée par un état d'équilibre qui dépend de la température et de la dilution.

De même que les gaz très raréfiés sont totale-

ment dissociés, les solutions très diluées sont totalement *ionisées*.

On a constaté que seules les substances susceptibles de se décomposer sous l'action du courant électrique se dédoublaient en *ions* dans leurs
solutions.

Ces composés sont aussi les seuls à communi-
quer à l'eau le pouvoir conducteur de l'électricité.

Les *ions* se comportent vis-à-vis de la pression
osmotique, comme les particules de gaz dissociées se comportent vis-à-vis de la pression.

De telle sorte qu'il convient de modifier la troisième loi de Pfeffer lorsqu'il s'agit de solutions
de sels électrolytes, susceptibles de se fragmen-
ter en ions, et de l'énoncer comme suit :

*A volumes égaux, dans les mêmes conditions de
pression osmotique et de température, toutes
solutions contiennent un même nombre total
de molécules et d'ions.*

Toutes les molécules, tous les ions, quels que
soient leurs propriétés chimiques, leur volume ou
leur poids absolus, s'équivalent, au point de vue
de la pression osmotique, dans les solutions.

Deux dissolutions contenant dans l'unité de volume le même nombre total de molécules et d'ions
sont à la même température à égalité de pression
osmotique : elles sont *isotoniques*.

Si une des solutions est plus concentrée, c'est-à-dire contient dans l'unité de volume un plus grand nombre total de molécules et d'ions, elle est *hypertonique.*

Une solution plus étendue, c'est-à-dire qui contient un plus petit nombre total de molécules et d'ions, est *hypotonique.*

Il n'y a pas lieu d'insister ici sur l'importance des propriétés physiques des solutions en biologie.

On sait que la vie cellulaire ne peut se poursuivre qu'au sein de solutions *isotoniques* au protoplasma cellulaire. Plongée dans un liquide hypotonique, la cellule devient turgescente et éclate; dans un liquide hypertonique, elle se flétrit et se fissure. Dans les deux cas, la composition du protoplasma subit de profondes modifications, et la vie est suspendue ou même détruite définitivement.

La pression osmotique pour une différence de concentration d'une molécule est de 22 atmosphères.

On conçoit que, lorsqu'une cellule vivante est placée dans une solution *anisotonique* à son protoplasma, les parois de cette cellule sont soumises à des efforts mécaniques qu'elles ne peuvent supporter.

La mesure directe de la *pression osmotique* des solutions est impossible à réaliser dans la pratique, mais un certain nombre de propriétés physiques des solutions permet d'évaluer le nombre total de molécules et d'ions qu'elles renferment.

On utilise principalement dans les laboratoires trois méthodes :

1° La modification de la tension superficielle des solutions, *tonométrie* que l'on évalue en comptant le nombre de gouttes fournies par une solution dans un compte-gouttes étalon, à température connue.

2° La modification de la tension de vapeur des solutions, *ébullioscopie* que l'on évalue en mesurant la température d'ébullition des solutions à la pression de 760^{mm}.

3° La modification du point de congélation des solutions : *cryoscopie*, que l'on évalue en mesurant avec un thermomètre très sensible le point de solidification de la solution par refroidissement.

Toutes ces méthodes sont d'usage courant dans les laboratoires.

Lorsque les substances dissoutes dans les solvants ne subissent aucune dissociation (*ionisation*), la modification de la tension superficielle, l'élévation du point d'ébullition, l'abaissement du point de congélation sont proportionnels au nombre de molécules contenues dans l'unité de volume. Au contraire lorsque les sels sont dissociés par le solvant, ces valeurs sont proportionnelles au nombre total des *molécules* et des *ions* contenus dans l'unité de volume.

Par exemple pour une solution de sucre dans l'eau, l'abaissement cryoscopique moléculaire est de 1°85, la mesure du point de congélation $\triangle$ divisé par 1,85 donne le nombre de molécules de sucre contenues dans la solution.

Une solution de chlorure de sodium ne se comporte pas de même, une partie des molécules de ce sel, dissoutes dans l'eau, se sont *ionisées*, l'abaissement du point cryoscopique sera plus considérable qu'il ne devrait, eu égard au nombre de molécules dissoutes ; cet abaissement du point cryoscopique mesure à la fois le nombre de molécules et le nombre d'ions.

Si toutes les molécules étaient divisées en *ions*, l'abaissement cryoscopique moléculaire devrait être le double du chiffre 1,85.

Or l'observation montre qu'il n'en est pas ainsi. L'abaissement cryoscopique moléculaire du chlorure de sodium n'est pas 3,70, il n'est que 3,35, ce qui correspond au coefficient $1,85 \times 1,8$.

Ceci signifie que toutes les molécules n'ont pas été dissociées, 10 molécules n'ont donné que 18 particules : 2 molécules restées intactes et 16 *ions*.

Chaque composé ionisable par un solvant possède une limite de dissociation, variable pour chaque température et pour chaque concentration.

Les eaux minérales sont des solutions de sels dissociables, elles sont de plus des solutions complexes de sels *ionisables*. On doit donc dire que :

La pression osmotique d'une eau minérale est directement proportionnelle au nombre total des molécules et des ions contenus dans l'unité de volume.

Les mesures de tonométrie, d'ébullioscopie et de cryoscopie donnent des résultats proportionnels à la pression osmotique, dans la pratique on utilise directement les résultats obtenus par l'une quelconque de ces méthodes de mesure, puisque ces résultats varient en raison directe du nombre total des molécules et des ions présents dans l'unité de volume.

Cryoscopie.

L'abaissement du point de congélation est facile à déterminer ; aussi a-t-on souvent recours à la cryoscopie pour déterminer la concentration moléculaire des eaux minérales.

Toutes les solutions ayant un même nombre total de molécules et d'ions dans l'unité de volume, c'est-à-dire même pression osmotique, donneront un même abaissement de point de congélation, elles seront *isotoniques*.

Une eau minérale est une solution aqueuse. Comme on prend pour unité le point de congélation de l'eau distillée 0°, le chiffre de l'abaissement de température se confond avec le degré lu sur le thermomètre.

A chaque eau minérale correspond un point cryoscopique particulier.

Si on constate une modification dans ce point cryoscopique, c'est que l'eau minérale a été modifiée dans sa composition.

Le Dr Lucien Graux a déterminé le point cryoscopique d'un certain nombre d'eaux minérales. Citons quelques chiffres à titre d'exemple :

	Résidu sec	Point cyoscopique
Eaux-Bonnes (*Source Vieille*).	0,599	0°039
Saint-Christau (*Source Rieux*).	0,476	0°045
Bussang (*Source Salmande*). .	1,542	0°102
Pougues (*Source Saint-Léger*).	2,48	0°158
Royat (*Source Saint-Mart*). .	3,708	0°245
La Bourboule (*Choussy*). . .	5,038	0°317
Montmirail (*Source Verte*) . .	25,163	0°735
Rubinat	103,814	1°295

On constate qu'à mesure que la concentration augmente, la proportion des molécules ionisées diminue, l'influence relative de la minéralisation saline sur le point cryoscopique diminue.

Les mesures effectuées avec les méthodes de la tonométrie, de l'ébullioscopie et de la cryoscopie, ne donnent qu'un renseignement global sur le nombre total des *molécules* et des *ions* contenu dans les solutions. La mesure de la *conductibilité* électrique ou de la *résistivité* électrique, inverse de la précédente, permet d'évaluer la proportion des *ions* libres contenus dans les solutions, et donne des résultats de bien plus grande précision et sensibilité.

Ionisation. Conductibilité électrique. Résistivité électrique.

L'eau chimiquement pure ne se laisse pas traverser par le courant électrique ; on dit qu'elle n'est pas conductrice. L'addition d'une très petite quantité d'un sel d'un acide ou d'une base donne à l'eau la propriété nouvelle de conduire le courant électrique.

Cette expérience, connue depuis les premières recherches faites sur l'électricité par Volta, a de tout temps excité la sagacité des physiciens et des chimistes, qui se sont efforcés de donner une explication rationnelle de ce phénomène.

En 1800 H. Davy découvrant l'électrolyse, c'est-à-dire la décomposition des composés en leurs éléments, sous l'action du courant électrique, formula le premier une théorie de l'électrolyse.

Il supposait que les atomes des corps composés étaient maintenus en contact (combinaison), parce qu'ils avaient acquis des charges électriques différentes.

Le passage du courant détruisant cette attraction, il y avait destruction du composé ; les atomes, chargés positivement, cheminaient vers et se déposaient sur le pôle négatif ; les atomes, chargés négativement, cheminaient vers et se déposaient sur le pôle positif.

Faraday a désigné les particules chargées d'électricité de nom contraire, qui se déposaient sur les électrodes, sous le nom d'*ions*.

Pour Berzélius, l'attraction chimique n'était qu'une simple attraction électrique. Chaque atome était chargé de deux électricités de nom contraire, qui s'orientaient d'une manière polaire à ses deux extrémités.

Les charges étant inégales, tantôt l'atome était chargé d'électricité positive en excès, tantôt l'électricité négative prédominait. La charge en excès déterminait le signe de la charge électrique de l'atome.

Les corps composés pouvaient eux-mêmes être doués de propriétés électriques positives ou négatives, puisque les charges des atomes entrant dans la combinaison, étant inégales, pouvaient ne pas être compensées.

La théorie de Berzélius fut vivement critiquée et repoussée par ses contemporains, qui lui reprochaient de considérer les composés chimiques comme instables et pouvant, d'après la valeur des charges électriques, être tantôt électropositifs, tantôt électronégatifs.

Thomson a démontré depuis, que le même atome peut être chargé positivement ou négativement suivant le milieu dans lequel il se trouve, faisant ainsi tomber une des plus graves objections opposées de la théorie de Berzélius.

Grotthus en 1805, pour expliquer l'électrolyse de l'eau, supposait que l'hydrogène chargé d'électricité positive et que l'oxygène chargé d'électricité négative étaient retenus par leur combinaison intime, le courant électrique détruisant le lien de combinaison, chaque atome se rendait à travers la solution ou pôle contraire à sa charge.

Clausius considérait que les solutions électrolysables contenaient les composés dissous, à l'état de particules ou de fractions de molécules, en constante décomposition et recomposition. D'après sa théorie, le courant électrique n'agissait que sur les molécules décomposées et orientait simplement les atomes dans le sens de leurs attractions électriques.

Svante Arrhénius, dans la théorie des *ions* actuellement adoptée, car elle explique un grand nombre des phénomènes physico-chimiques que nous constatons, admet qu'au moment de leur dissolution les molécules du corps dissous se comportent comme des molécules gazeuses, et que les électrolytes se dissocient en mettant en liberté leurs *ions;* cette dissociation étant limitée par un état d'équilibre.

Cette dissociation absorbe ou met en liberté de l'énergie suivant les règles de la thermo-chimie découvertes par Berthelot.

Cette énergie, au lieu de se dégager, s'accumule sur les *ions* sous forme de charges électriques statiques.

Les *ions* sont donc des atomes, enveloppés d'une atmosphère d'énergie.

Seules les substances capables d'*ionisation* (dissociation), lorsqu'elles sont dissoutes, communiquent aux solutions la propriété de conduire le courant électrique, car seuls les *ions* sont susceptibles de conduire les charges électriques à travers la solution vers le pôle opposé.

Il résulte de cette hypothèse, qu'il doit y avoir une relation proportionnelle entre la *conductance* d'une solution K (cappa), inverse de la *résistivité* ω, et le nombre des *ions* contenus dans la solution.

Plus grand est le nombre des *ions* contenus dans la solution, plus sa conductibilité est grande.

Si, comme on le suppose, ce sont les *ions* qui transportent d'un pôle à l'autre les charges électriques, ils doivent être animés d'un mouvement de translation, dont on peut mesurer la vitesse.

L'expérience a démontré la réalité de cette hypothèse ; les ions ont une vitesse de translation, qui croît avec la température.

A température fixe, la conductibilité électrique d'une solution dépend du nombre d'ions qu'elle renferme.

Si la solution est concentrée et contient des molécules et des *ions*, seul le nombre des ions détermine la valeur de la conductibilité électrique.

La dilution dissociant les molécules augmente le nombre des ions ; la conductibilité croît avec la dilution, tant que toutes les molécules ne sont pas toutes dissociées.

Lorsque la dilution est telle que la totalité des molécules contenues dans la solution s'y trouve à l'état d'*ions*, on observe la conductibilité maximum, qui correspond à l'ionisation totale. Si on augmente la dilution, la conductibilité décroît alors proportionnellement à cette dilution.

L'ionisation des électrolytes n'est pas égale pour tous les composés électrolytes ; on a donc dû déterminer le coefficient d'ionisation, ou plutôt une valeur qui lui est proportionnelle : la *conductibilité moléculaire* Λ (lambda) ; évaluée pour une molécule du composé, dissous dans l'unité de volume du solvant.

Les recherches expérimentales ont démontré que les sels sont en général fortement dissociés ; 50 °/₀ de leurs molécules sont dissociés (*ionisés*), à l'état dissous, dans une solution qui contient une demi-molécule gramme de sel par litre.

Ce coefficient d'ionisation est variable pour les acides et les bases.

Les acides forts et les bases fortes (ac. chlorhydrique, soude, potasse) sont ionisés dans la proportion de 80 °/₀.

Les acides faibles et les bases faibles (ac. acétique, ammoniaque) ne sont ionisés que dans la proportion de 0,6 °/₀.

Il est donc démontré que le passage du courant électrique dans une solution est lié à un transport de matière.

Pour une différence de potentiel connue, la conductibilité d'une solution d'électrolyte est proportionnelle au nombre des ions qu'elle contient, à la charge de ces ions et à leur vitesse de translation.

Des calculs compliqués ont permis d'évaluer la grandeur réelle des ions ; on a établi par exemple que :

1 milligramme de chlorure de sodium contient 12 milliards de milliards de molécules.

Une molécule pèse : $\dfrac{0 \text{ gr. } 001}{12.000.000.000.000.000.000}$

soit 0 gr. 000.000.000.000.000.000.000.0833.

Un centimètre cube d'une solution au 1/1000 de chlorure de sodium est à l'état d'ionisation complète ; comme elle contient un milligramme de chlorure de sodium, elle renferme :

12 milliards de milliards d'ions Na

et 12 milliards de milliards d'ions Cl

soit 24 milliards de milliards d'*ions*.

Si on adopte comme unité de mesure le gramme, un radical ionique transporte une quantité d'électricité égale à 96.540 coulombs [1] par valence.

---

1. Le *coulomb* est l'unité de quantité électrique ainsi définie : c'est la quantité d'électricité qui est débitée en une seconde par un ampère.

Les ions monovalents : sodium, argent, transporteront 96.540 coulombs. Les ions bivalents : baryum, cuivre en transporteront le double : 193.080 coulombs. Les ions trivalents : or, en transporteront le triple : 289.620 coulombs.

Faraday avait du reste déjà établi la loi des équivalents électrochimiques et démontré que cette valeur était égale au poids atomique divisé par la valence de l'atome dans le sel.

Cette loi est susceptible d'applications pratiques nombreuses, elle permet de calculer la force électrique que dégagera la solution d'une électrode, cette force électrique sera de 96.540 coulombs multipliés par la valence du corps dissous.

Pendant l'électrolyse, les ions de charge contraire marchent en sens inverse, animés chacun d'une vitesse propre. Hittdorff, en interposant une membrane poreuse entre les deux électrodes, a étudié ces vitesses.

Il a constaté que l'ion (Na) se rend au pôle négatif avec une vitesse égale à celle qui anime l'ion (SO^4) vers le pôle positif. Il n'en est pas de même de l'ion argent, qui marche plus lentement.

Par un grand nombre d'observations, il a pu déterminer la vitesse relative des ions.

Un *coulomb* correspond à l'électrolyse de 93,1 microgrammes d'eau (soit 0 gr. 0000931).

Un ampère heure équivaut à 3.600 coulombs.

L'ion H est le plus rapide. Dans un ion complexe, plus l'atome est lourd, plus la vitesse est diminuée.

L'ion Li est plus rapide que l'ion Na, lequel marche plus vite que l'ion K.

La température augmente la conductibilité des solutions, cette augmentation est due : 1° à une augmentation du *nombre des ions ;* 2° à l'augmentation de la *vitesse des ions.*

La conductibilité augmente de plusieurs centièmes par degré.

Il importe donc de faire les mesures de conductibilité à une température déterminée toujours la même.

On peut déterminer, en mesurant la conductibilité d'une solution, son degré d'*ionisation* en appliquant la loi d'Ostwald.

Le degré d'*ionisation* d'une solution est égal au rapport de la conductibilité moléculaire de cette solution à la conductibilité moléculaire qu'aurait cette solution si on la diluait suffisamment pour dissocier toutes ses molécules.

$$\frac{\mu.0}{\mu.\infty} = \delta$$

Les eaux minérales, étant des solutions aqueuses de sels électrolytes, sont conductrices de l'électricité.

Leur conductibilité dépend du nombre des *ions*

qu'elles renferment, les molécules non dissociées n'intervenant pas.

On doit donc dire :

La conductibilité électrique d'une eau minérale est directement proportionnelle à la quantité d'ions qu'elle contient.

L'étude de la conductibilité des eaux faiblement minéralisées a démontré que les sels, qui s'y trouvent en très forte dilution, étaient totalement ionisés.

Il ne faut pas croire, comme l'affirment certains auteurs, que ce soit une propriété particulière aux eaux minérales ; toutes les solutions artificielles de même dilution présentent le même phénomène.

La mesure de la conductibilité électrique est un moyen rapide et précis, qui permet d'identifier une eau minérale. C'est aussi un procédé rapide, précis et très sensible, qui permet de surveiller la constance de composition des eaux minérales à leurs émergences.

Cette méthode est utilisée avec succès depuis quelques années par le service de surveillance des sources de la ville de Paris, elle devrait être employée par toutes les sociétés d'eaux minérales, pour surveiller la qualité de leurs eaux au moment de l'émergence.

Cette méthode a été utilisée avec succès pour dépister la fraude des eaux minérales transportées.

Il suffit de dix minutes pour déterminer la conductibilité d'une eau lorsque l'appareil est monté. Lorsqu'on se contente de faire des mesures de conductibilité relatives, seules nécessaires pour surveiller la constance de composition d'une eau, on peut confier l'appareil à une personne quelconque pourvu qu'elle soit soigneuse et attentive.

Mesure de la résistance électrique. — Il est plus commode de mesurer la *résistance électrique* de l'eau, valeur inverse de la conductibilité K.

$$\rho = \frac{1}{K}$$

Pour effectuer cette mesure, on utilise un appareil imaginé par Kohlrausch, qui est une application du pont de Weaston, dispositif utilisé en électricité pour mesurer les résistances.

L'appareil se compose d'une réglette graduée en millimètres placée sur un socle supportant un fil de platine A B étalonné, et dont la résistance est fréquemment vérifiée.

Sur ce fil se meut un curseur C relié à un des pôles d'un récepteur téléphonique sensible ; l'autre pôle du téléphone est relié avec le circuit ARB au point X situé entre la cuve où on place l'eau à étudier et la boîte de résistance étalonnée R.

La cuve X peut être quelconque, mais doit être munie sur deux faces parallèles d'électrodes inaltérables. Il importe que les surfaces de ces électrodes soient parallèles et soient situées à une

distance invariable l'une de l'autre ; de telle sorte
que les mesures successives puissent être comparables. On détermine une fois pour toutes le

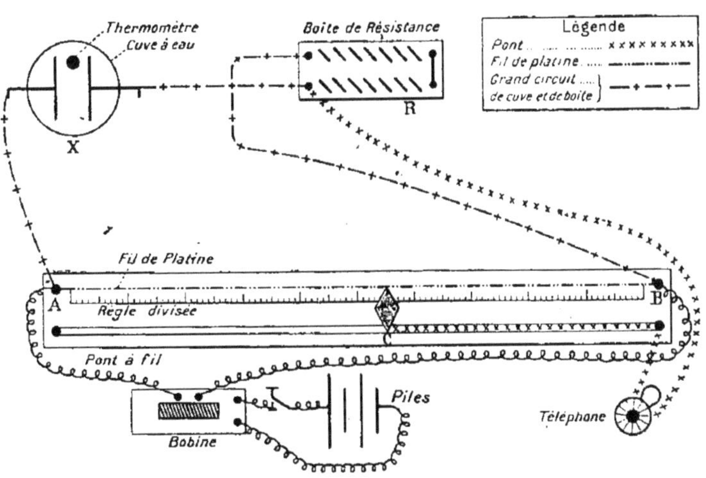

Fig. 21. — Appareil servant à mesurer la résistivité électrique
des eaux minérales.

coefficient de la cuve, lorsqu'on se contente de
mesures de comparaison, on n'a pas besoin de
connaître ce coefficient.

Les points A et B sont reliés avec les deux
bornes du secondaire d'une bobine de Ruhmkorff,
le primaire de la bobine est relié avec 2 ou
4 éléments de piles à sonnettes (piles Leclanché,
ou autres).

Le courant alternatif émis par le secondaire de
la bobine suit un double trajet :

1° bobine, ACB (fil de platine) bobine.

2° bobine, A-X (cuve qui contient l'eau à analyser), R (résistance connue), B bobine.

Le pont RTC ne reçoit de courant que s'il y a différence de potentiel entre son point d'attache au circuit AXRB et le point C du circuit ACB : le téléphone vibrera. En déplaçant le curseur C sur le fil AB, on arrive à trouver une position pour laquelle il y a égalité de potentiel au point d'attache et au point C. A ce moment aucun courant ne circule et le téléphone se tait.

Si on désigne par P la résistance de l'eau dans la cuve X et par R la résistance connue que l'on fixe arbitrairement en enlevant les fiches de la boîte à résistance, la théorie de Weaston montre que lorsqu'on a silence dans le téléphone :

$$\frac{P}{R} = \frac{AC}{CB}$$

Or P est égal à ρ, *résistivité spécifique* de l'eau, multiplié par une constante $\dfrac{l}{s}$.

$$P = \rho\,\frac{l}{s}$$

l — étant la distance qui sépare les deux électrodes.

s — la section immergée de ces électrodes.

Il résulte que :

$$\rho = R\,\frac{s}{l}\,\frac{AC}{CB}\ (a)$$

Pour mesurer la résistivité d'une eau donnée, on place l'eau à examiner dans la cuve [1]. On enlève les fiches de la boîte de résistance de façon à obtenir le silence vers le milieu du fil AB [2]. Noter le point C et porter les valeurs numériques dans l'équation (a) [3]. Il faut opérer à une température constante. Diénert et Kohlrausch ont adopté la température de 18°, Dutoit celle de 25° [4].

La résistivité des eaux minérales est très variable ; mais elle doit être constante pour une même eau ; si on constate une variation dans la résistivité d'une eau donnée, c'est que sa composition minérale s'est modifiée.

Lorsqu'on fait pareille constatation pour une eau minérale transportée, on doit soupçonner la

1. J'ai fait construire par Fontaine une cuve munie d'électrodes en argent, qui permet d'effectuer facilement ces mesures. Le bouchon rodé permet de la nettoyer et de régler la position des électrodes. Lorsqu'on veut faire des mesures avec des eaux sulfureuses, il faut utiliser des électrodes en platine.

2. Employer un chiffre rond de résistance R. 50, 100, 200, 500 ohms.

3. $\dfrac{s}{l}$ est déterminé une fois pour toutes au moyen d'une solution de chlorure de potassium, qui contient 0 gr. 50 de KCl pur fondu dans 1.000 centimètres cubes d'eau, solution dont la résistivité à 18° est de 1180 ohms :

4. Les résistances correspondant à $\dfrac{A\,C}{C\,B}$ sont déterminées une fois pour toutes expérimentalement de deux en deux centimètres, on dresse une table, qui donne le coefficient; pour les positions intermédiaires entre les points étalonnés, on fait une évaluation proportionnelle.

fraude ; s'il s'agit d'une eau minérale captée au griffon, on doit chercher s'il n'y a pas des infiltrations d'eaux étrangères, eaux de surface le plus souvent, et vérifier l'étanchéité du captage.

La mesure de la résistivité des eaux minérales transportées permet l'examen rapide d'un grand nombre d'échantillons ; les laboratoires officiels de la répression des fraudes trouvent dans cette méthode un procédé rapide de surveillance et de contrôle.

Résistivité électrique de quelques eaux minérales.

Sources	Minéralisation totale par litre en grammes	Résistivité moyenne évaluée en Ohms	Résistivité minima évaluée en Ohms	Résistivité maxima évaluée en Ohms
		ω	ω	ω
Châtel-Guyon (*S. Gubler*)	6,9039	135,97	133,38	148,92
Brides	5,730	176,12	151,51	180,70
Royat (*St-Mart.*)	4,35	207,20	195,54	209,79
Bourbon-Lancy (*Lymbe*)	1,8384	367,78	360,01	379,43
Royat (*César*)	2,4279	372,96	366,48	384,61
Vittel (*S. Salée*)	2,7828	406,63	397,56	411,85
Bourbon-Lancy (*Reine*)	1,8258	418,28	407,92	432,53
La Malou (*Usclade*)		481,74	457,13	493,39
Bussang (*Salmade*)	1,5426	490,80	472,67	512,83
Contrexéville (*Pavillon*)	2,304	495,98	489,51	520,59

Luxeuil (*Dames*)....	1,1552	558.14	551,67	.571,09
Luxeuil (*Grand Bain*).............	1,1673	577,57	562,03	589,22
Bourbon-l'Archambault (*Jonas*)......	1,6368	617,71	612,53	642,32
Vittel (*Grande Source*)..........	1,3241	725,20	723,90	749,8
Luxeuil (*Hygie*)....	0,3751	1.687,38	1.669,25	1.715,87
Thonon (*St-François*).............	0,335	2.101,78	2.095,31	2.109,55
Evian (*Cachat*).....	0,321	2.101,78	2.095,31	2.809,55
Saint-Pardoux......	0,1871	5.446,77	5.282,30	5.590,51
Bagnoles-de-l'Orne.	0,0625	15.775,69	15.762,70	15.929,79(1)

1. Ces mesures ont été effectuées sur des eaux adressées au laboratoire par les compagnies exploitant les sources, je remercie M. Poirot-Delpech qui m'a aidé à effectuer ces mesures.

CHAPITRE VIII

Gaz des eaux minérales. Gaz rares. Radioactivité.

Les eaux minérales sortent de leurs griffons accompagnées d'un dégagement gazeux plus ou moins abondant; elles contiennent toutes des gaz en dissolution.

Le plus souvent une partie des gaz se dégage dans l'atmosphère au moment de l'émergence : *gaz spontanés*.

Chauffée progressivement à la température de l'ébullition en vase clos, l'eau minérale laisse dégager ses *gaz dissous*.

L'analyse de ces gaz permet d'y déceler les éléments suivants :

L'oxygène est souvent absent, les eaux minérales d'origine plutonienne n'en contiennent généralement pas ; la présence d'oxygène dans une eau minérale révèle le plus souvent son origine neptunienne.

L'acide carbonique est souvent très abondant, parfois les gaz spontanés sont exclusivement constitués par de l'acide carbonique.

L'*azote* se trouve dans toutes les eaux minérales, en plus ou moins grande proportion, ce gaz se trouve, plus ou moins abondant, dans les gaz spontanés de la plupart des eaux minérales plutoniennes.

L'azote constitue parfois le seul gaz émis par certaines eaux minérales plutoniennes sulfureuses.

L'azote est toujours accompagné des gaz rares découverts par Ramsay : *hélium, argon, néon, crypton, xénon*, et accompagnés souvent de l'*émanation radioactive* de Rutherford, gaz que Ramsay vient de liquéfier et de dénommer *niton*.

C'est à Moureu, professeur à l'Ecole de Pharmacie de Paris, que nous devons l'étude des gaz rares des eaux minérales françaises.

Il a isolé les gaz rares, contenus dans les gaz spontanés et dissous des eaux minérales, en utilisant un appareil, qui met en œuvre les méthodes d'extraction des gaz rares de Maquenne et de Pfluger.

On commence par diriger les gaz dans des récipients absorbeurs, garnis de potasse, pour retenir l'acide carbonique ; puis on les fait passer sur une colonne de cuivre chauffée au rouge pour absorber l'oxygène. Les gaz qui ne contiennent plus que de l'azote, de l'hélium, de l'argon, du crypton, du néon et du xénon sont alors amenés dans l'appareil clos et sont brassés par une trompe à mercure, qui les force à circuler à travers une série de tubes.

L'azote est absorbé dans des tubes garnis de magnésium et de calcium. Les cinq gaz rares isolés sont absorbés inégalement en raison inverse de leur poids moléculaire dans des tubes, garnis

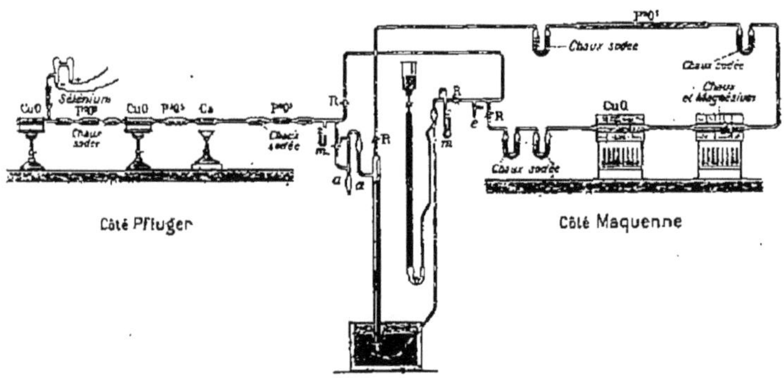

Fig. 22. — Appareil de Moureu pour l'extraction des gaz rares des eaux minérales.

de charbon de bois, refroidis à des températures plus ou moins basses par le chlorure de méthyle et par l'air liquide.

Les gaz rares peuvent être ainsi séparés les uns des autres. On les examine alors dans le tube de Pfluger, en faisant apparaître leur spectre coloré, par une étincelle électrique en milieu raréfié.

L'examen d'un grand nombre de gaz d'eaux minérales a montré que la quantité d'argon et des gaz qui l'accompagnent, néon, crypton, xénon, est proportionnelle à celle de l'azote.

Il n'en est pas de même de l'hélium, ainsi que l'on peut le constater d'après les résultats de Moureu résumés dans le tableau ci-dessous.

Analyses. Gaz spontanés de quelques sources (Moureu).

SOURCES	CO_2	O	Gaz combustibles	AZOTE	Gaz rares en bloc	ARGON	HÉLIUM	Radio-activité des gaz	Radio-activité de l'eau
La Bourboule..................	94,5	traces	0,05	5,34	»	0,10	0,01	22	3,56
Bagnères-de-Luchon :									
Source Grand Bordeu.........	0,33	0	»	98,275	1,395	1,31	0,085	18,36	2,20
— *Bordeu 2*...............	0,85	0	1,30	96,45	1,40	1.249	0,154	14,43	»
— *Pré 1*................	traces	0	6,00	92,40	1,60	1.315	0,285	10,23	0,65
— *Saule 2*...............	traces	0	3,58	94,826	1,594	1,273	0,321	9,42	»
— *Ferras*................	»	»	»	»	»	»	»	4,19	0,51
Plombières. *Vanquelin*..........	traces	traces	non déterm.	98,15	1,846	1,641	0,205	14,9	0,84
— *N° 3*...............	traces	4	non déterm.	94,50	1,495	1,373	0,122	13,6	»
La Chaldette (Lozère)...........	2,75	0	traces	95,17	2,08	1,31	0,77	12,8	1,98
Grisy. *Source d'Ys*.............	1,15	traces	traces	95,50	3,36	1.18	2,18	3,38	0,82
Bussang *Source Demoiselle*......	82,71	traces	traces	16,72	0,57	0,242	0,328	»	0,73
Dax. *Trou du Pauvre*...........	1,9	0,7	»	96,2	1,2	1,195	0,005	2,92	»
— *Source Nehe*...............	1,3	1	»	96,26	1,44	1,427	0,017	0,56	»
Bagnères-de Bigorre.*Source Salies*.	3,14	traces	»	95,25	1,60	1,56	0,04	2,32	»
Ax. *Source Viguerie*............	0	0	»	98,45	1,55	1,453	0,097	2,32	»
Bourbon-Lancy. *Source Lymbe*..	2,8	2,2	»	91,96	3,04	1,20	1,84	2,06	»
Maizières. *Source Romaine*.......	1,7	traces	»	91,91	6,39	0,91	5,48	1,48	»
Luxeuil. *Bain des Dames*........	0,83	traces	traces	97,15	2,02	1,28	0,74	1,24	»
— *Grand Bain*............	1,60	0	traces	96,29	2,11	1,35	0,76	0,50	»
Néris. *Source César*.............	11,86	0	»	86,29	1,85	0,88	0,97	0,92	»
Salins-Moutiers.................	41,50	traces	»	57,83	0,67	0,446	0,224	0,66	»

L'hélium a une étroite parenté avec la radio-activité, ce gaz est un des produits de la décomposition du radium.

Mais il n'y a pas de proportionnalité entre la teneur des gaz en hélium et la radioactivité des gaz de l'eau minérale.

L'*hélium* est abondant dans certaines sources hydrominérales, il s'y trouve dans la proportion de :

1,84 % dans les gaz de Bourbon-Lancy ;

2,18 % dans les gaz de Grisy ;

Et 5,48 % dans les gaz de Maizières.

A Bourbon-Lancy, d'après les calculs de Moureu, il se dégage 10 mètres cubes d'hélium par an.

Ces gaz sont souvent accompagnés d'*émanation radio-active* ou *niton*.

Radioactivité.

Avant d'aborder l'étude de la radioactivité des eaux minérales, faisons un rapide historique de la découverte française de la *radioactivité* et définissons ce que signifie cette expression en chimie-physique.

Le 30 janvier 1896, Poincarré écrivait dans la *Revue générale des Sciences*, en parlant des rayons cathodiques, alors depuis peu découverts :

« *C'est le verre qui émet les rayons de Rœntgen et il les émet en devenant fluorescent. Ne peut-on alors se demander si tous les corps, dont la fluorescence est suffisamment intense, n'émettent pas outre les rayons lumineux, des rayons X de Rœnt-gen, quelles que soient les causes de cette fluores-cence. Les phénomènes ne seraient plus alors liés à une cause électrique. Cela n'est pas très proba-ble, mais cela est possible et sans doute assez facile à vérifier.* »

Henri Becquerel, guidé par ses travaux et ceux de son père Edmond Becquerel sur la phospho-rescence, a voulu vérifier la proposition de Poin-carré ; il s'est servi des sels d'uranium dont il avait déjà étudié la fluorescence.

Il disposa sur une boîte d'aluminium, qui con-tenait une plaque photographique, des cristaux de sulfate double d'uranyle et de potasse et exposa le tout à la lumière solaire. Il obtint une impres-sion faible.

Un jour après avoir disposé son appareil comme de coutume, le temps étant sombre, il le mit dans un tiroir, se proposant de reprendre l'expérience ultérieurement. Quatre jours après, trouvant les circonstances favorables, il sortit son dispositif ; mais avant de l'exposer au soleil, il voulut se ren-dre compte si la plaque photographique n'avait pas été altérée. Il la développe et constate que dans l'obscurité, cette plaque avait été plus forte-ment impressionnée que dans les expériences pré-cédentes faites au soleil.

Ce fut pour lui une révélation, il réitéra l'ex-périence dans l'obscurité absolue et constata que les sels d'uranium impressionnaient les pla-

ques photographiques dans des conditions analogues à celles des rayons X de Rœntgen. Il
reconnut que ce phénomène pouvait être obtenu
avec tous les sels d'uranium fluorescents ou non,
que même l'uranium métallique émettait ces
rayons auxquels on a donné depuis le nom de
rayons Becquerel.

M. Curie étudiait alors le pouvoir de conductibilité électrique communiqué à l'air par diverses substances à l'aide d'un appareil très sensible de son invention, le *quartz piezoélectrique* ;
il a constaté que les corps qui émettaient les
rayons Becquerel avaient aussi le pouvoir d'élec-
triser l'air en *ionisant* ses molécules : pouvoir
radioactif.

M. et Mme Curie ont alors systématiquement
étudié le pouvoir *radioactif* de tous les minéraux
qui contiennent de l'uranium, car ils attribuaient
à l'uranium cette propriété ; à leur grande sur-
prise un échantillon de *Pechblende* du Muséum
de Paris a manifesté un pouvoir radioactif sept
fois plus grand que celui de l'uranium pur.

Ils ont en outre découvert que le thorium jouis-
sait des mêmes propriétés radioactives que l'uranium.

Ils ont été amenés à supposer que ce *pouvoir
radioactif* était dû à la présence dans toutes ces
substances d'un élément nouveau inconnu, doué
du pouvoir radioactif, qu'il communiquait à ces
minéraux.

Après une série de travaux ardus de chimie minérale, poursuivis en commun, M. et Mᵐᵉ Curie, avec la collaboration de M. Bémont puis de M. Debierne, sont arrivés à isoler trois corps nouveaux doués de propriétés radioactives :

1° Le polonium découvert par Mᵐᵉ Curie ;

2° Le radium découvert par M. et Mᵐᵉ Curie ;

3° L'actinium découvert par M. Debierne.

Les sels de polonium se comportent, au point de vue des réactions chimiques, comme les sels de bismuth.

Les sels de radium se comportent comme les sels de baryum.

Les sels d'actinium se comportent comme les sels de fer et les sels des terres rares. L'actinium est très difficile à isoler de ses impuretés.

Le radium est de tous les corps radioactifs le plus actif et le mieux étudié. L'intensité de son rayonnement a permis de pousser très loin l'étude de ses propriétés.

Le rayonnement global du radium est formé de trois sortes de rayons : rayons α, rayons β, rayons γ.

Les rayons β sont déviés fortement par le champ magnétique (pôle d'aimant) et présentent la même nature que les rayons cathodiques émis par les ampoules de Rœntgen.

Ces rayons sont constitués par un flux de corpuscules chargés d'électricité négative et dont la vitesse de propagation plus lente que celle de la lumière varie des 2/3 au 1/100e de cette vitesse.

On peut déterminer expérimentalement leur masse, leur vitesse et leur charge électrique.

On doit considérer ces corpuscules des rayons β comme étant l'atome primordial d'électricité : l'*électron*.

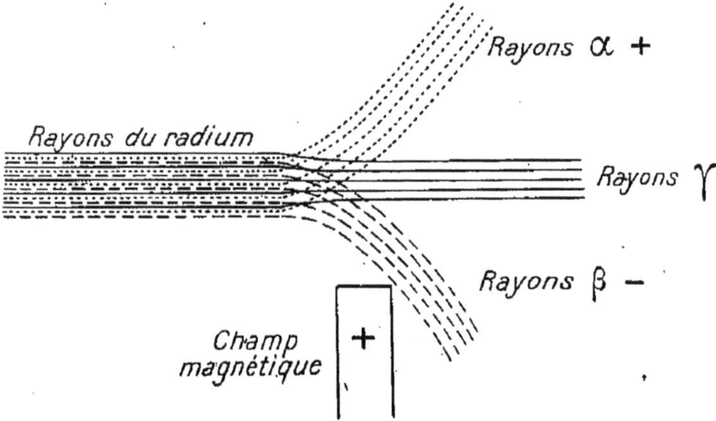

Fig. 23. — Déviations des rayons émis par le radium, soumis à l'influence d'un champ magnétique positif.

Cet *électron* est la charge électrique des *ions* de la théorie d'Arrhénius, libérée de la substance matérielle de ces ions.

L'émission de l'*électron* par le radium sous sa forme radioactive est la confirmation expérimentale des nouvelles théories électro-chimiques d'Arrhénius.

Les rayons α sont constitués par un flux de particules électrisées positivement ; la masse de ces particules est 2.000 fois plus grosse que celle des électrons. Leur grandeur atomique est analogue à celle des atomes d'hydrogène et d'hélium.

Ces rayons sont déviés par le champ magnétique (pôle d'aimant) mais dans un sens inverse de celui des rayons β. Cette propriété a permis de les séparer des précédents et de les isoler.

Les rayons γ, découverts par M. Villard, sont insensibles à l'action du champ magnétique, ils se propagent en ligne droite et présentent les mêmes propriétés que les rayons X, mais sont beaucoup moins pénétrants.

La pénétration des corps par ces divers rayons diffère.

Les rayons α sont arrêtés par une épaisseur de quelques centièmes de millimètre d'aluminium.

Les rayons β traversent les premiers échelons du radiochronomètre, mais sont arrêtés par la peau. Cet arrêt est mécanique et dépend du pouvoir balistique de la matière radiante qui les compose. Ils sont arrêtés par la peau comme une balle de fusil par une cuirasse.

Les rayons γ traversent le corps au même titre que les rayons X mais on ne peut pas obtenir avec eux d'images radiographiques car ils traversent avec la même intensité les tissus et les os, qui sont également perméables à ces rayons.

Nous n'insisterons pas ici sur les propriétés physiologiques ni médicales de ces rayons qui ont été surtout étudiés en France par Dominici.

Leur principale propriété physique est le pou-

voir d'*ionisation*. C'est-à-dire le pouvoir de libé-
rer, dans les gaz qu'ils traversent, les charges électriques ou *ions*. Ces ions se fixent sur les corps
voisins chargés d'électricité.

Cette libération d'ions dans les gaz peut se constater par l'accélération de la décharge d'un électroscope dont la tige baigne dans ces gaz.

Cette méthode simple a été utilisée pour mesurer la *radioactivité*. (Voir plus loin la méthode
utilisée pour évaluer la radioactivité du gaz des
eaux minérales, page 150.)

Les expériences de Curie ont établi que le radium est une source du débit régulier d'électricité
positive.

Placé dans le vide, ou dans un milieu non susceptible de s'ioniser, cette électricité s'accumule
et peut servir à charger un électroscope.

Les rayons β émis par le radium emmènent la
charge négative correspondante, cette charge peut
être recueillie sur une lame métallique isolée
exposée à leur flux.

Ce dégagement continu d'électricité est accompagné d'un dégagement de chaleur.

1 gramme de radium émet une petite calorie
par heure. C'est-à-dire émet en une heure une
quantité de chaleur capable d'élever la température d'un gramme d'eau de 1° ; et cela pendant
des milliers d'années, sans diminution apparente
de poids, ni d'énergie.

Cette énergie est le résultat de la destruction

de la molécule de radium. Cette molécule éclate et donne naissance à des corps nouveaux.

Le poids atomique du radium est de 216.

Dans le premier stade, le radium se disloque en émettant un atome d'hélium, et un gaz nouveau doué de propriété radioactive. Ce gaz a été appelé *émanation* par Rutherford ; Ramsay vient de le liquéfier et lui a donné le nom de *niton*.

L'émanation ou *niton* se détruit à son tour en donnant un atome d'hélium et une substance qui se précipite sur les objets environnant en leur communiquant des propriétés radioactives; on a donné à cette substance le nom de *radium A* ou *radioactivité induite*.

Ce radium A (radioactivité induite) se détruit en donnant un atome d'hélium et un corps nouveau radioactif : le *radium B*.

Le radium B se détruit lui-même en libérant un atome d'hélium et un corps nouveau radioactif : le *radium C*.

Le radium C se détruit de même en donnant un atome d'hélium et un corps rétroactif nouveau : le *radium D*.

Ce radium D semble être identique au *polonium*.

Enfin le *polonium* se détruit en libérant un atome d'hélium et laisse comme résidu un atome de plomb.

De l'ensemble de ces réactions on peut conclure que le radium n'est pas un corps simple, mais un radical composé, un *héliure de plomb*, résultat de° la combinaison de cinq **atomes** d'hélium et d'un atome de plomb. La synthèse de ce composé n'a pas encore pu être faite, mais elle est prévue en théorie.

Pb a pour poids atomique 206
Hé a pour poids atomique 4
Pb + 5 Hé a pour poids atomique . . . 226
Le poids atomique du radium est exactement. 226

La radioactivité n'est pas une propriété spéciale au radium, elle se manifeste avec d'autres substances : le polonium, l'actinium, l'uranium, le thorium manifestent cette propriété à des degrés divers. On est actuellement en droit de supposer que la radioactivité est une manifestation générale de la matière en voie de destruction moléculaire.

Dans la plupart des cas cette propriété ne se manifeste pas avec une intensité suffisante pour être enregistrée par nos grossiers appareils de mesure.

Il faut accumuler cette propriété sur certaines fractions de la matière comme l'a fait Curie en retirant le radium des minerais radifères de la pechblende et des terrains qui en contiennent.

Lorsqu'on examine au point de vue de la radioactivité les divers éléments de l'écorce terrestre, on constate partout la présence des traces de minéraux radioactifs : de radium, de thorium, d'actinium.

Les émanations radioactives sont répandues partout dans le sol et le sous-sol. Les eaux, les gaz souterrains se chargent de ces émanations et les amènent à la surface de la terre.

On peut vraisemblablement émettre l'hypothèse qu'au centre de la terre, les corps simples métalliques n'existent pas à l'état où nous sommes accoutumés à les rencontrer dans les filons de la surface.

De même que le plomb à l'état d'héliure constitue le radium, le fer, l'or, le platine, l'argent, etc., peuvent s'y trouver à l'état d'hydrure, d'azoture, de borure, de carbure ou sous forme de combinaisons actuellement inconnues de nous, qui sont radioactives.

En raison de la diffusion du pouvoir radioactif dans l'écorce terrestre, il est actuellement impossible de trouver une eau ou un gaz naturel qui soit dépouvu de toute radioactivité.

Toutes les sources sont plus ou moins radioactives.

En pratique on appelle *radioactive* une eau minérale ou un gaz spontané, dont la radioactivité est nettement supérieure à celle de l'air ou de l'eau courante.

Stratt a calculé qu'en Angleterre 1 million de tonnes de roches (1.000.000.000 kil.) possède le même pouvoir radioactif que 1 gr. 4 de radium pur.

D'après Even, en Amérique, 1 million de ton-

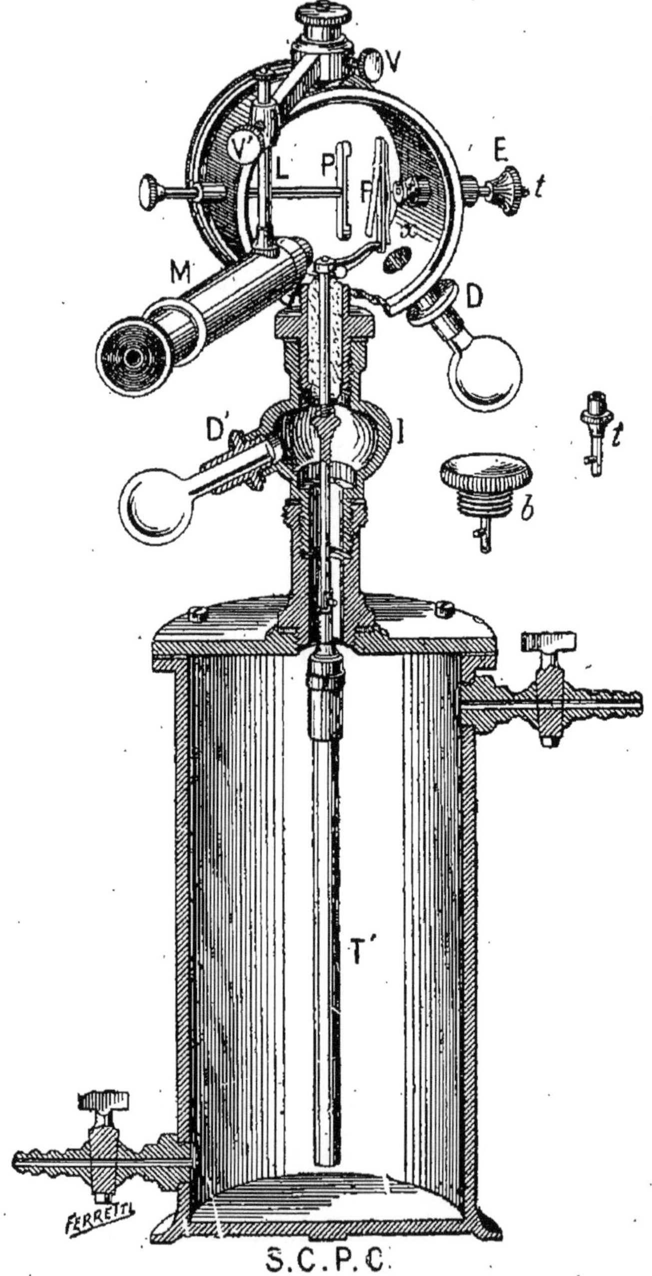

Fig. 24. — Électromètre de Cheneveau et Laborde pour la mesure de la radioactivité des gaz des eaux minérales.

nes de roches possède le même pouvoir radioactif que 1 gr. 1 de radium pur.

Mesure de la radioactivité. — La mesure de la
radioactivité des gaz émis par les eaux minérales
s'effectue soit sur les gaz qui se dégagent spontanément au griffon, soit sur les gaz dissous dans
l'eau et qui se dégagent lorsqu'on soumet cette
eau à l'ébullition.

On utilise, pour effectuer ces mesures, la propriété qu'a la radioactivité d'*ioniser* les gaz et de
les rendre conducteurs de l'électricité.

On emploie pour évaluer cette ionisation un
électromètre, dont on mesure la déperdition de
charge pendant un temps donné, en observant
avec un microscope la vitesse de chute de la
feuille mobile.

Pour étudier la radioactivité des gaz des eaux
minérales, MM. Laborde et Cheneveau ont construit
un électroscope spécial à feuille d'aluminium.

On a mesuré jusqu'à présent la radioactivité des
gaz spontanés de différentes sources recueillies au
griffon, en évitant le contact de l'air.

La radioactivité de l'émanation du radium se
détruit lentement ; au bout de quatre jours, elle est
réduite de moitié.

Les émanations du thorium et de l'actinium se
détruisent plus rapidement.

La radioactivité du niton (émanation du radium) peut être encore constatée un certain temps
après la récolte des gaz au griffon. Un mois après

leur récolte, les gaz les plus radioactifs ont totalement perdu leurs propriétés radioactives.

La radioactivité due à l'*émanation du radium* (niton) peut être encore déterminée au laboratoire quelques jours après la récolte des gaz, en tenant compte de la loi de décroissance établie par Curie ; mais il est préférable d'effectuer ces mesures au griffon.

La radioactivité de l'ionisation du thorium se détruit rapidement et est réduite de moitié au bout de cinquante-quatre secondes.

La radioactivité de l'émanation de l'actinium se détruit tellement rapidement qu'il est difficile de la mesurer.

Ce qui complique le problème pour la mesure de la radioactivité induite des gaz des eaux minérales c'est que cette radioactivité totale peut être due à la totalisation des radioactivités induites due à la fois au radium, au thorium et à l'actinium.

On arrive, grâce à des calculs mathématiques compliqués, à déterminer l'origine de la radioactivité induite des eaux minérales.

Dans tous les cas déjà étudiés, la radioactivité des gaz spontanés a été supérieure à celle de l'eau (voir tableau p. 138).

Pour mesurer cette radioactivité on emploie une unité arbitrairement choisie dite *milligramme minute*.

Cette unité correspond à la radioactivité émise

pendant une minute par un milligramme de bromure de radium. Le chiffre 22 par exemple veut dire : que 10 litres du gaz étudié ont une radioactivité égale à celle émise par 22 milligrammes de bromure de radium pendant une minute, ou à celle émise par 1 milligramme de bromure de radium pendant vingt-deux minutes.

Les gaz les plus radioactifs ont été recueillis à la source de Gratenboeker à Gastein (Autriche), la radioactivité est de 79,2. Quelques eaux minérales semblent contenir des sels de radium en solution ou en suspension. Ces eaux conservent alors leur radioactivité pendant longtemps. Tel semble être le cas de la source de Kreuznach (Hesse).

Beaucoup de boue et de sédiments hydrominéraux contiennent des sels radioactifs.

On a signalé la présence du radium dans les boues des eaux de Bath (Angleterre) ; du radium et du thorium dans les boues des eaux de Baden-Baden (Duché de Bade) ; dans les eaux de Lucques, de Kreuznach, de l'Echaillon et de Salins-Moutiers (France).

Les recherches récentes de M. Danne, préparateur de Curie, effectuées à la source de Colombières (Hérault), lui ont permis de constater que la mesure de la radioactivité des gaz des eaux minérales, pour être exacte, doit s'effectuer au griffon.

Les *sources de Colombières*, qui sont situées dans l'Hérault à quelques kilomètres de La Malou, dans le même massif de la montagne noire, sont très radioactives et émettent des gaz qui contiennent de *l'émanation du radium* (niton).

La radioactivité de ces sources a été étudiée par M. Danne. Au mois de juillet 1911 le volume des gaz spontanément dégagé aux griffons des trois sources captées était par vingt-quatre heures :

        Pour la source *a*   ..... 75 mc. 00
        Pour la source *b*   ..... 0 mc. 06
        Pour la source *c*   ..... 1 mc. 16

La quantité des gaz dissous extraits des eaux émises en vingt-quatre heures était :

        Pour la source *a*   ..... 88 mc. 00
        Pour la source *b*   ..... 2 mc. 50
        Pour la source *c*   ..... 1 mc. 50

Ce qui fait au total 172 mètres cubes de gaz en vingt-quatre heures.

Ces gaz contiennent 95 °/₀ de gaz acide carbonique.

La quantité d'émanation contenue dans 10 litres des gaz spontanément dégagés au griffon est pour :

    La source *a*   ..... 0,62 milligramme-minute.
    » source *b*   0,44   —   —
    « source *c*   0,10   —   —

La quantité d'émanation contenue dans 10 litres d'eau était pour :

La source a ..... 0,11 milligramme-minute.
» source b ..... 0,25 — —
» source c ..... 0,72 — —

La quantité d'émanation contenue dans 10 litres des gaz dissous extraits des eaux était pour :

La source a ..... 0,22 milligramme-minute.
» source b ..... 0,35 — —
» source c ..... 1,16 — —

La quantité totale de l'émanation contenue dans les gaz spontanés et les gaz dissous extraits, émis en vingt-quatre heures, était pour :

La source a ..... 4.650,00 miligramme-minute.
» source b ..... 2,60 — —
» source c ..... 550,00 — —

La quantité d'émanation contenue dans les eaux en vingt-quatre heures :

La source a ..... 1.936,00 milligramme-minute.
» source b ..... 87,50 — —
» source c ..... 174,00 — —

Ce qui fait au total :

Pour les gaz spontanés et dissous : 5.202,60 milligrammes-minute.
Pour l'eau : 2.197,50 milligrammes-minute.

Soit un dégagement total de 7.400 milligrammes-minute d'émanation du radium en vingt-quatre heures, pour l'ensemble des sources captées de Colombières.

Les travaux actuellement en cours augmentent chaque jour le débit de cette mine à émanation du radium.

Ce qu'il y a de particulièrement intéressant c'est que la plus grande proportion des gaz est constituée par de l'acide carbonique, qui peut être facilement absorbé ; on peut donc concentrer la totalité de l'émanation dans 8,6 mètres cubes de gaz qui contiendront 7.400 milligrammes-minute d'émanation du radium.

Les travaux effectués ont actuellement triplé le débit des sources.

La France n'a donc plus à envier à l'Autriche ses eaux radioactives.

Elle possède à Colombières un agent thérapeutique nouveau, dont il faut maintenant poursuivre l'étude clinique.

CHAPITRE IX

Composition chimique des eaux minérales

L'analyse chimique des eaux minérales met en œuvre toutes les ressources de la chimie analytique qualitative et quantitative.

Le problème analytique se complique en raison du grand nombre d'éléments qui se trouvent réunis dans une eau minérale et de la petite proportion de chacun d'eux.

On ne peut décrire ici les méthodes d'analyses qu'il convient d'employer et qui varient suivant les cas particuliers, leur application correcte demande du reste une grande habileté professionnelle de la part du chimiste et un long entraînement.

Lorsqu'on procède à une analyse d'eau minérale, il faut avoir à sa disposition plusieurs litres d'eau, au moins 10 litres. On commence par déterminer la quantité totale des matières dissoutes en procédant dans une petite capsule de platine à la dessiccation d'un ou de plusieurs litres d'eau suivant son degré de minéralisation.

Cette dessiccation est poursuivie après avoir chassé l'eau en chauffant jusqu'à 170°.

Le poids obtenu représente la somme des éléments moins une partie de l'acide carbonique, et de quelques chlorures, notamment du chlorure de magnésium.

Pour contrôler le résultat, on additionne ce résidu sec d'acide sulfurique, qui entre en combinaison en chassant les acides volatils; après une nouvelle dessiccation à 170°, on pèse de nouveau et on obtient le *résidu en sulfates*.

Une seconde opération consiste à doser l'alcalinité de l'eau.

Enfin on procède à la recherche et au dosage séparé des divers corps simples qui se trouvent dans le résidu.

La valeur quantitative de chacun de ces éléments est additionnée avec celle des autres éléments, le total doit être voisin de celui obtenu par le dosage global du *résidu sec*, qui sert d'étalon de contrôle.

Le poids total des matières dissoutes peut varier dans de très grandes limites, depuis quelques milligrammes par litre jusqu'à plusieurs centaines de grammes.

La plupart des éléments chimiques se trouvent, en plus ou moins grande abondance et fréquence, dissous dans les eaux minérales.

L'*hydrogène* se rencontre souvent à l'état libre dans les gaz des eaux, mais toujours en très petite proportion.

Il en est de même de l'*oxygène*, qui ne se trouve dissous en quantité pondérable que dans les eaux minérales d'origine *neptunienne*.

Le *chlore* se trouve dans les eaux à l'état de chlorure ; ses sels sont très *ionisables*.

Les eaux chlorurées sont parmi les plus fortement minéralisées.

L'*iode* se trouve en petite quantité dans l'universalité des eaux.

A. Gautier a démontré l'ubiquité de l'iode à l'état de traces dans les diverses substances naturelles.

Les iodures accompagnent les chlorures dans les eaux chlorurées ; on en trouve encore en quantité notable dans les eaux de Vichy et dans les eaux sulfurées des Pyrénées.

Le *brome* accompagne l'iode et le chlore dans la plupart des eaux, mais en très petite quantité, citons parmi les eaux bromurées les eaux de :

Salies-de-Béarn. . . .	0,16	K Br
Salins	0,03	K Br
Bourbonne	0,06	Na Br
Bourbon-Lancy	0,007	Na Br
Cauterets	traces.	

Le *fluor* est un élément constant des eaux plutoniennes, où il se trouve en petite quantité.

L'absence du fluor est la preuve qu'une eau n'est pas d'origine plutonienne.

Le *soufre* se trouve dans la plupart des eaux minérales à l'état de sulfates.

Il se rencontre à l'état de sulfure et d'hyposulfate dans les eaux sulfureuses, eaux minérales, dont le rôle en thérapeutique est considérable.

Le *sélénium* se trouve à côté du soufre, mais en très petite quantité dans les eaux d'origine plutonienne.

On a signalé sa présence en quantité pondérale dans les eaux de *La Roche-Posay*, qui en contiennent *deux dixièmes de milligramme* par litre.

L'*azote* est un élément constant des gaz spontanés et dissous des eaux minérales (voir tableau, page 138).

On rencontre des azotates, des azotites et des sels ammoniacaux dans les eaux d'origine neptunienne souillées antérieurement par des matières organisées.

Le *phosphore* se trouve à l'état de phosphate dans les eaux d'origine superficielle, et sa présence indique en général une souillure d'origine organisée animale (urines). Les eaux minérales plutoniennes ne contiennent que de très petites quantités de phosphates.

On a signalé dans les eaux de Kissingen 0gr.005

de phosphate de chaux, et dans celles de la Grande Grille 0,0028.

L'arsenic se trouve dans toutes les eaux d'origine plutonienne, en très petites quantités ; on signale sa présence dans toutes les eaux du Plateau Central et des Pyrénées.

Eaux arsenicales. — Dans certaines eaux minérales la proportion d'arsenic est plus considérable : l'eau de La Bourboule contient 0 gr. 015 d'arsenic par litre.

Le *bore* existe dans toutes les eaux d'origine volcanique ; c'est la signature de l'origine plutonienne, qui ne manque jamais.

La présence du bore permet d'affirmer l'origine profonde ou mixte d'une eau minérale.

Le *carbone* est un élément important. On le trouve en forte proportion à l'état d'acide carbonique libre ou combiné dans les eaux bicarbonatées ; il existe à l'état d'acide *crénique* $(C^0H^6O^3)$ dans certaines eaux ferrugineuses. La plupart des eaux minérales contiennent des carbonates.

Le *silicium* est un élément constant des eaux minérales d'origine profonde. Ce corps se dépose fréquemment à l'état de silice à l'émergence des sources.

On a signalé dans certaines sources la présence

de *silicates* auxquels elles doivent pour partie leur action thérapeutique.

> Le Geyser d'Islande contient 0,60 de silice par litre.
> L'eau de Mont-Dore en contient   0,179
> Celle de Plombières   0,056
> Celle de Néris   0,108

L'action thérapeutique des silicates n'est pas négligeable, elle est sans doute un élément important de l'action sédative de certaines eaux minérales.

Parmi les métaux c'est surtout le *sodium* et le *potassium* qui entrent le plus abondamment dans la composition des eaux minérales. On rencontre ces éléments dans toutes les eaux et parfois en abondance dans les eaux fortement minéralisées.

Le *lithium* accompagne presque toujours les métaux précédents dans la plupart des eaux minérales; mais ce corps se trouve toujours en faible proportion dans les eaux, souvent à l'état de traces non pondérales.

Le spectre caractéristique du lithium (raie lumineuse dans le rouge) permet de déceler facilement sa présence, l'absence de cette réaction a servi parfois à reconnaître les fraudes de certaines eaux de Vichy.

On a signalé la présence en quantités pondérales du lithium dans les eaux minérales suivantes :

Vichy, Royat, Châtel-Guyon, La Bourboule, Saint-Honoré, Maizières, Vittel, Contrexéville, Martigny.

On attribue au lithium des propriétés dissolvantes des urates ; mais il suffit de réfléchir un instant pour voir que, même aux doses maxima sign'lées, la quantité de lithium contenue dans un verre d'eau la plus lithinée ne peut former qu'une petite quantité d'urate de lithine.

Ce n'est donc pas au lithium qu'il faut attribuer les propriétés lithontryptiques de certaines eaux minérales.

Le *rubidium* et le *cœsium*, métaux rares, accompagnent aussi les autres métaux alcalins dans beaucoup d'eaux minérales, mais à l'état de traces.

On a signalé la présence du rubidium et du cœsium dans les eaux de Baden, Karlsbad, Vichy, Bourbonne, Salies-de-Béarn, etc., etc.

On ne connaît pas les propriétés thérapeutiques apportées aux eaux par ces éléments.

Parmi les métaux alcalino-terreux, le *calcium* se trouve dans toutes les eaux de surface et dans la plupart des eaux minérales.

Cet élément manque dans certaines eaux plutoniennes. Le calcium peut être l'élément prédominant de la minéralisation de certaines eaux minérales : sulfurées, sulfatées et bicarbonatées.

Le *baryum* se rencontre surtout dans les dépôts stratifiés des eaux minérales, en raison de l'insolubilité du sulfate et du carbonate de baryte. Ce n'est qu'exceptionnellement et à l'état de traces que le baryum a été signalé dans les eaux minérales. On a constaté la présence de baryum dans les eaux de Lamalou.

Le *strontium* accompagne parfois le calcium, on a signalé sa présence dans les eaux d'Ems, de Karlsbad, de Vichy, de Saint-Allyre, de Cambo, de Saint-Christau, etc.

Le *magnésium* est très commun dans presque toutes les eaux minérales. Le sulfate de magnésie prédomine dans certaines eaux minérales purgatives, qui en contiennent de fortes proportions.

L'*aluminium*, très répandu dans la nature à l'état d'argile, silicate insoluble, n'existe que rarement en dissolution dans les eaux minérales.

On a cependant signalé, dans les eaux acides de Cransac, 0,28 de sulfate d'alumine.

On a constaté la présence du *glucinium* dans les eaux du Boulou et celle du *zinc* dans les eaux de Cransac.

Le *fer* se rencontre dans un grand nombre d'eaux minérales, la prédominance de cet élément donne à certaines eaux leurs caractéristiques : *eaux ferrugineuses*.

Le *manganèse* accompagne souvent le fer, mais ne s'y trouve qu'en petite quantité.

On a signalé dans les eaux de Cransac 0,0007 de *nickel*.

La présence du *cobalt*, du *cuivre* et du *plomb*, a été reconnue dans les eaux de Lamalou.

Le *cuivre*, abondant dans le sol à l'état de pyrite cuprifère, se trouve en solution dans un certain nombre d'eaux minérales :

Saint-Christau, Balaruc, Le Boulou, Luchon, Aulus, Bourbon-l'Archambault.

On a signalé dans les eaux de Kissingen la présence de l'*étain*.

Calculs des résultats d'analyses. — Lorsqu'on fait une analyse d'eau minérale quantitative, on y dose soigneusement les divers éléments minéraux qu'elle contient ; chacun des chiffres obtenus ne représente que le poids des éléments simples : chlore, soufre, bore, etc., sodium, potassium, calcium, etc., qui y existent.

On peut représenter ces résultats de plusieurs façons en les multipliant par des coefficients appropriés. Ainsi le poids de soufre peut être calculé :

1° En soufre S ;

2° En anhydrique sulfurique SO^3 ;

3° En acide sulfurique monohydraté SO^4H^2 ;

4° En ions SO^4.

De même le sodium peut être calculé :

1° En sodium Na ;

2° En soude anhydre Na^2O ;

3° En soude hydratée NaOH ;

4° En ion Na.

On peut encore, et c'est ce qui, à tort, a prévalu dans les coutumes et sur les étiquettes des eaux minérales, grouper hypothétiquement les corps simples trouvés en sels dont l'existence est probable. Ainsi lorsqu'on a dosé le chlore, le soufre, le carbone, le silicium, le sodium, le calcium, le magnésium, le fer, d'une eau minérale, on groupe ces résultats en supposant que la chaux, la magnésie, le fer se combinent d'abord au carbone à l'état de *carbonate*, que le soufre s'unit au calcium à l'état de *sulfate de chaux*.

S'il y a un excès de soufre, on l'unit à la magnésie : *sulfate de magnésie* et enfin, s'il y en a encore un excès, on le suppose combiné à la soude à l'état de *sulfate de soude*.

Le chlore est supposé uni à la soude à l'état de chlorure et sodium et, s'il y en a excès, on l'assemble à la chaux à l'état de *chlorure* de *calcium ;* enfin s'il reste encore du chlore disponible, on le suppose combiné à la magnésie à l'état de chlorure de magnésium.

Il n'est pas besoin d'insister pour montrer combien sont fantaisistes et erronées ces évaluations des chimistes et combien peu elles répondent à la réalité et à la complexité des faits.

On sait actuellement que les sels dissous sont pour la plupart dissociés en *ions*.

Ces arrangements hypothétiques et fantaisistes

ne servent qu'à brouiller les esprits et tromper malades et médecins. Aussi doit-on exclusivement accepter comme exacts les résultats d'analyses tels que le chimiste les a obtenus dans ses réactions, c'est-à-dire exposer le résultat du dosage de chacun des éléments sans les répartir en arrangements artificiels en sels qui n'existent pas en réalité dans l'eau.

Dès 1855 la commission des eaux minérales composée de savants illustres : Balard, Chevreul, Dufrénoy, Sénarmont et Thénard, a prescrit dans ses conclusions : « *Les acides et les bases doivent être inscrits dans les tableaux, séparément, tels que les donnent les méthodes de séparation. Cette méthode n'a pas besoin d'être justifiée. C'est la seule qui rende directement comparables les résultats obtenus par des opérateurs différents. Les groupements salins que chacun imagine ensuite entre les éléments divers primitivement confondus dans une même solution ne sont, la plupart du temps, que des réactions plus ou moins arbitraires de la fantaisie des calculateurs ; aucun principe général ne peut en effet venir en aide à une divination trop souvent illusoire.* »

On ne peut pas être plus net pour condamner une pratique, qui cependant s'est perpétuée jusqu'à nos jours, et se perpétue encore actuellement, malgré que les découvertes modernes aient démontré que les sels n'existent pas sous leur forme combinée dans les solutions, mais sont dissociés en leurs *ions* électropositifs et électronégatifs.

Voici à titre d'exemple l'analyse de l'eau minérale d'Ostende, récemment analysée par A. Gautier et Moureu, calculée en *ions* positifs et négatifs :

Ions positifs.

		Grammes
	+	—
Sodium	Na.	1,0231
Potassium	K.	0,0206
Lithium	Li.	0,000079
Calcium	Ca.	0,00443
Magnésium	Mg	0,00818
Fer	Fe.	0,00056
Aluminium	Al.	0,00423
Ammoniaque	NH^3	0,00077

Ions négatifs

	—	Grammes
		—
Chlore	Cl.	0,8095
Brome	Br.	0,000115
Iode	I	0,00012
Sulfurique	SO^4	0,36042
Phosphorique	PO^4H. . . .	0,00051
Borique	B^4O^7	0,058

			Grammes
Carbonique	CO_3	. . . .	0,4595 [1]
Silicique	SiO_3	. . . .	0,0152
Arsenical	AsO_4H	. . .	0,0000185
Azotique	NO_3	. . . .	traces
Azoteux	NO_3	. . . .	traces
Matières organiques.		. . .	traces
Résidu sec à 170°.		. . .	2,7635

Gaz libres dissous.

		Grammes
Azote.	. . . .	17,95
Oxygène.	. . . .	1,79
Argon, crypton, xénon.	. .	0,388
Hélium et néon	. . . . .	0,0194

Comme comparaison mettons ci-dessous la
même analyse avec éléments groupés arbitrairement en sels hypothétiques :

			Grammes
Chlorure de sodium	NaCl	. . . .	1,3011
Chlorure de potassium	KCl.	. . . .	0,0392
Chlorure de lithium	LiCl	. . . .	0,00048
Bromure de sodium	NaBr	. . . .	0,000148
Iodure de sodium	NaI.	. . . .	0,00014

1. Les ions carboniques CO_3 sont ceux qui restent en combinaison dans le résidu fixe à 170° sous forme de carbonate neu-
tre CO_3Na_2.

		Grammes
Carbonate de soude	CO_3Na_2 . . .	0,811
Carbonate ferreux	$Co_3Fe.$ . . .	0,0011
Borate de soude	$B_4Na_2O_7 + 2H'O.$	0,0885
Phosphate de soude	$PO_4Na_2H.$ . .	0,000843
Sulfate de soude	SO_4Na_2 . . .	0,4357
Arséniate de soude	ASO_4Na_2H . .	0,000025
Sulfate de chaux	$SO_4Ca.$ . . .	0,0150
Sulfate de magnésie	SO_4Mg . . .	0,0408
Sulfate d'aluminium	$Al_2(SO_4)_3.$ . .	0,0269
Silice	SiO_2	0,0120

Acide azotique
Acide azoteux
Ammoniaque } traces
Matières organiques

Si on tient compte de la totalité de l'acide carbonique, laquelle est égale à 0,4881, on trouve que les carbonates qui l'alcalinisent sont composés de :

Carbonate de soude CO_3Na_2 8,446
Bicarbonate de soude hydraté CO_3NaH . 0,578

Voici, à titre d'exemple, les analyses des eaux chlorurées sodiques, fortes, énoncées en *ions :*

Eaux chlorurées sodiques fortes.

	Lons-le-Saunier Salins de Perrigny	Biarritz-Briscous	La Mouillière Besançon	Salies-de-Béarn (Bayaa)
Minéralisation totale.............	319,256	307,79	298,022	256,204
ions positifs				
Sodium	120,996	116,587	113,781	96,79
Potassium	traces	1,367	0,516	1,20
Magnésium.........	1,739	0,941	0,613	0,723
Calcium............	0,779	0,980	1,455	9,914
Lithium............	»	traces	»	0,0028
Rubidium..........	»	»	»	traces
ions négatifs				
Chlore.............	187,493	180,60	177,028	188,607
Brome.............	0,031	0,129	0,066	0,125
Iode	traces	traces	traces	traces
Sulfurique (SO^4)....	7,86	6,818	4,551	5,245
Carbonique (CO^2)...	»	»	»	0,509

Cette manière de présenter les analyses est la seule rationnelle ; elle seule permet de comparer utilement la composition des eaux minérales d'une même classe, comparaison qui est impossible si on a seulement à sa disposition des analyses dans lesquelles les éléments ont été arbitrairement groupés en sels hypothétiques.

On n'a pas besoin d'insister pour constater la plus grande clarté, même au point de vue médical, de l'expression de l'analyse en ions.

Il serait désirable que les sociétés propriétaires des eaux minérales au lieu de vivre sur les vieilles analyses, qui datent de cinquante ans et plus, fassent refaire de temps à autre par des chimistes au courant de ces méthodes, et il n'en manque pas dans les Facultés de Médecine, l'analyse de leurs principales sources. Cette révision s'impose actuellement, le corps médical devrait l'exiger.

Il est bien certain que dorénavant l'expression de la composition d'une eau minérale doit s'exprimer en ions.

CHAPITRE X

Classification des eaux minérales

Il n'existe pas de classification rationnelle des eaux minérales.

Une classification naturelle devrait tenir compte de la nature du gisement des sources, de leur origine géologique, de leur composition chimique et leur action pharmacodynamique.

Il est impossible de faire cadrer ces diverses propriétés d'ordres si disparates.Suivant la préoccupation prédominante du classificateur, l'ordre de rangement des sources sera différent. La classification d'un géologue ne sera pas la même que celle d'un chimiste, d'un physicien, d'un radiologue ou d'un médecin. On voit, suivant les idées prédominantes du temps, évoluer la classification. Les anciens s'en rapportaient aux qualités organoleptiques.

Pline l'Ancien distinguait : les *eaux sulfureuses, alumineuses, nitreuses, bitumineuses, salines, acides*.

On adopta ensuite une série de classifications chimiques.

Leroy (1758) divise les eaux en *salines, martiales* et *sulfureuses.*

Monnet (1768) les répartit en 3 classes : *sulfureuses, alcalines, ferrugineuses.*

Bergmann (1780) en fait 4 classes : *hydrosulfureuses, acidules, ferrugineuses-acidules, salines.*

Duchennoy (1780) répartit les eaux minérales en 11 classes : 1° *gazeuses ;* 2° *alcalines ;* 3° *terreuses ;* 4° *ferrugineuses,* subdivisées en : *vitrioliques, non salines, gazeuses* et *non gazeuses ;* 5° *thermales simples ;* 6° *thermales spiritueuses ;* 7° *savonneuses ;* 8° *sulfureuses ;* 9° *martiales sulfureuses ;* 10° *bitumineuses ;* 11° *salines.*

En 1782 Fourcroy réduit la classification précédente à 9 classes : 1° *acidules froides ;* 2° *acidules chaudes ;* 3° *sulfuriques salines ;* 4° *muriatiques salines ;* 5° *sulfureuses simples ;* 6° *sulfureuses gazeuses ;* 7° *ferrugineuses simples ;* 8° *ferrugineuses acidules ;* 9° *sulfuriques ferrugineuses.*

Bouillon-Lagrange en 1810 adopte la classification de Bergmann : 1° *gazeuses et acidules ;* 2° *salines ;* 3° *sulfureuses ;* 4° *ferrugineuses.*

Plus tard les classifications se compliquent et se multiplient :

Osann en 1829 établit 7 classes et 27 genres ; en 1840 Chenu divise les eaux minérales en 7 classes et 14 genres.

Classification des eaux minérales d'après l'élément chimique prédominant

(Annuaire des eaux de France, 1851-1854).

Classe	Base	Sous-type	Thermalité	Région de la France où se trouve le gisement principal	Exemples
Eaux carbonatées	à base de soude		thermales.	Massif Central	Vichy, St-Alban, Châteauneuf.
	à base de soude		froides.	Massif Central	Vals, Pontgibault, Sulzbach.
	à base terreuse	non ferrugineuses	toutes froides	Toutes les régions et principal' les plaines du Nord et du Midi et les massifs du N.-E. et N.-O.	Chateldon, Foncaude, St-Pardoux, Orezza (Corse).
	à base terreuse	ferrugineuses	toutes froides		
Eaux sulfurées et sulfatées	à base de soude	sulfurées ou sulfureuses pr. dites	toutes thermales	Pyrénées, Alpes et Corse.	Barèges, Cauterets.
	à base de soude	sulfatées sulfureuses dégénér. (Anglada)	thermales	Pyrénées, Alpes et Corse.	St-Gervais-en-Savoie.
	à base de soude	sulfatées sulfureuses dégénér. (Anglada)	froides	Pyrénées, Alpes, plain. du Midi.	Miers, Préchacb.
	à base de chaux	sulfatées simples	thermales	Pyrénées, Alpes, pl. du Midi.	Bag.-de-Bigorre, Sainte-Marie.
	à base de chaux	sulfatées simples	froides	Les deux régions de plaines princ. celles du Midi.	Propiac, Bio (Lot).
	à base de chaux	sulfatées et sulfurées	thermales	Pyrénées, plaines du Midi	Cambo, Castéra, Verduzan.
	à base de chaux	sulfatées et sulfurées	froides.	Plaines du Nord.	Enghien.
	à base de magnésie	sulfatées	thermales	Rares en France	Saint-Amand, Louesche (Suisse)
	à base de magnésie	sulfatées	froides	Rares en France	Sedlitz, Pullna (Bohême)
	à base de fer, sulfat.		froides.	Rares en France.	Cransac, Passy.
Eaux chlorurées	à base de soude	simples	thermales froides	Vosges, Jura et Haute-Saône.	Forbach, Soultz-les-Bains, Balaruc, Aveilles.
	à base de soude	iodo-bromur.	thermales froides	Alpes, Pyrénées.	Tercis, Eau de mer.

Les rédacteurs de l'*Annuaire des eaux de la France* (1851-1854) ont établi la classification ci-contre des eaux minérales d'après l'élément chimique prédominant la classe, étant déterminé par l'acide et le genre par la base.

Herpin fit en 1855 une classification médico-chimique, et Pàtissier répartit les eaux en se basant sur leurs propriétés thérapeutiques et physiologiques.

Durand-Fardel a proposé une classification qui est encore celle adoptée en général actuellement.

Classification de Durand-Fardel.

FAMILLE DES SULFURÉES

1° Sulfurées sodiques ;

2° Sulfurées calciques.

FAMILLE DES CHLORURÉES

1° Chlorurées sodiques ;

2° Chlorurées sulfurées ;

3° Chlorurées bicarbonatées ;

4° Chlorurées sulfatées.

FAMILLE DES BICARBONATÉES

1° Bicarbonatées sodiques ;

2° Bicarbonatées calciques ;

3° Bicarbonatées mixtes ;

4° Bicarbonatées chlorurées ;

5° Bicarbonatées sulfatées ;

6° Bicarbonatées sulfatées chlorurées.

Famille des sulfatées

1° Sulfatées sodiques ;
2° Sulfatées calciques ;
3° Sulfatées mixtes ;
4° Sulfatées magnésiennes.

Famille des indéterminées

1° Eaux thermales simples.
2° Eaux faiblement minéralisées.
3° Eaux ferrugineuses.

Les docteurs Bardet et Macquarie dans leur publication sur les villes d'eau de France ont adopté en la modifiant légèrement la classification de Durand-Fardel ;

De Launay dans son traité des sources thermo-minérales les divise en cinq catégories :

1° *Sources ferrugineuses ;*
2° *Sources salines ;*
3° *Sources carbonatées ;*
4° *Sources sulfureuses ;*
5° *Sources alpestres, indifférentes* ou *indétermi-nées.*

Nous adopterons la classification de Durand-Fardel en la modifiant légèrement dans ses subdi-visions, et en plaçant les familles dans un ordre qui paraît plus logique.

I. — EAUX CHLORURÉES

1° *CHLORURÉES SODIQUES*

a) **Chlorurées sodiques fortes**

(Neptuniennes)

FROIDES.

	NaCl par litre — Grammes
Sources françaises :	
Lons-le-Saunier (*Jura*)(*Salins-de-Perrigny*).	305,60
Biarritz-Briscous (*Basses-Pyrénées*) . . .	295,60
La Mouillière-Besançon (*Doubs*).	283,80
Salies-de-Béarn (*Basses-Pyrénées*). . . .	215,45
Sougraigne (*Aude*)	56,40
Salies-du-Salat (*Haute-Garonne*).	30
Eau de mer (*Océan*).	27
Salins-du-Jura (*Jura*)	22,74
Lons-le-Saunier (*Jura*) (*Puits-Salé*) . . .	10,31
Migliaccaro (*Corse*).	6,39
Sources étrangères :	
Bex (*Suisse*.	
Ischl (*Autriche*)	233,6
Kreuznach (*Prusse Rhénane*).	10
Sierck (*Lorraine*).	8,53
Montdorf (*Luxembourg*)	8,67

b) **Chlorurées sodiques faibles**

(*Plutoniennes*)

1° THERMALES.

	Tempéra-ture	NaCl par litre
Sources françaises :	—	—
Balaruc (*Hérault*)	48°	7,04
Bain-de-la-Reine(*Oran*) . .	45°	5,95
Poyols (*Drôme*)		5,73
L'Echaillon (*Savoie*) . . .	30°	3,60
Bourbon-l'Archambault (*Al-lier*) (*Source thermale*). .	52°	2,44
Bourbon-Lancy (*S.-et-Loire*).	57°	1,28
Sources étrangères :		
Baden-Baden(*Duché de Bade*).	63°	2
Wiesbaden (*Hesse-Nassau*) .		6,83

2° FROIDES.

Sources françaises :		
Maizières-Magnien(*Côte-d'Or*)	10°	2,71 (lithinée)
Salses (*Pyrénées-Orientales*).	9°	1,72
Sources étrangères :		
Niederbronn (*Alsace*). . .	17°	3,47
Heilbronn (*Bavière*). . . .		3,92
Kissingen (*Bavière*). . . .		5
Hombourg (*Hesse-Nassau*) .		12
Seltz (*Hesse-Nassau*) . . .	17°	2

2° *CHLORURÉES SULFATÉES*

(*Plutoniennes*)

1° THERMALES.

Sources françaises :

	Tempéra- ture	Miné- ralisation
Hammam-Melouane (*Alger*) .	44°	29,62
Salins-Moutiers (*Savoie*) . .	35°	16,65
Plan-de-Phazy (*Hautes-Alpes*).	28°-36°	8,93
La Motte-les-Bains (*Isère*). .	58°6	6,10
Brides (*Savoie*).	34°5	6
La Garde (*Isère*)		5,25
Le Monetier-de-Briançon (*Hau-* *tes-Alpes*).	22°-45°	3,13-1,158
Bidaous (Bidas) (*Landes*) . .	20°	1,95
Luxeuil (*Haute-Saône*) . . .	30°-52°	0,90

Source étrangère :

Baden (*Suisse*)	41°-52°	3,36

2° FROIDES.

Sources françaises :

Santenay (*Côte-d'Or*)	9
Givenchy (*Pas-de-Calais*)	3,93

Source étrangère :

Cheltenham (*Angleterre*).

3° *CHLORURÉES SULFURÉES*

(Plutoniennes et mixtes)

THERMALES.

Sources françaises :

	Température
Hammam-Salahine (*Constantine*) . . .	46°2
Bagnols (*Lozère*)	42°
Saint-Gervais (*Haute-Savoie*).	39°-42°
Gréoulx (*Basses-Alpes*)	37°5
Tercis (*Landes*)	37°5
Saint-Honoré (*Nièvre*).	31°
Uriage (*Isère*).	27°

Source étrangère :

Aix-la-Chapelle	53°5

II. — **EAUX SULFATÉES**

1° *SULFATÉES SODIQUES ET MAGNÉSIENNES*

(Neptuniennes)

FROIDES.

Sources françaises :

	Na_2SO_4	$MgSO_4$
Montmirail (*Vaucluse*) . . .	14,0	9,00
Cruzy (*Aude*).	6,54	88,08
Ydes (Saignes) (*Cantal*) . . .	9,29	0,73
Miers (*Lot*)	1,50	1,30

Sources étrangères :

Villacabras (*Espagne*). . . .	122,05	0,98
Carabaña (*Espagne*)	100,11	3,071
Rubinat (*Espagne*).	96,26	3,26
Pullna (*Bohême*)	22	**33**
Hunyadi-Janos (*Hongrie*) . .	23,75	23,75
Apenta (*Hongrie*)	15	23
Birmenstoff (*Suisse*)	7	22
Friedrichshall(*Saxe-Meiningen*)	6	12
Sedlitz (*Bohême*).		
Seidschutz (*Bohême*).		
Epsom (*Angleterre*).		

2° *SULFATÉES CALCIQUES*
(*Neptuniennes*)

1° Froides.

		$CaSO^4$
Aisne	Château-Thierry . . .	0,443
Alpes-Maritimes.	Breil.	0,994
Gard.	Saint-Hippolyte . . .	0,114
	St-Jean-de-Ceyrargues.	1,58
Haute-Garonne.	Barbazan.	2,038
Lot	Bio	5,49
	Gramat	1,69
	Miers.	1,23
Haute-Marne. .	Sermaize.	1,53
	La Rivière	1,602
Hautes-Pyrénées.	Sainte-Marie	1,43
	Siradan	1,36
Tarn	Vaour.	1,71

Tarn-et-Garonne	Feneyrols	1,06
Vosges.	Contrexéville	1,56
	Cirecourt.	
	Hagécourt	1,819
	Martigny.	1,59
	Norroy.	
	Saint-Vallier	1,302
	Vittel (*Grande Source*).	0,603
	Vittel (*Source Salée*). .	1,42

(*Plutoniennes ou mixtes*)

2° Thermales ou tempérées.

		Tempéra-ture	CaSO^4
Sources *françaises* :		—	—
Ariège.	Audinac. . . .	22°	1,21
	Aulus.	14°-19°	1,72
Aveyron . . .	Cransac	12°5	1,99
Haute-Garonne.	Encausse . . .	22°	1,78
Nord	Saint-Amand . .	25°	
Hautes-Pyrénées.	Bagn.-de-Bigorre.	50°8	1,83
	Capvern. . . .	24°3	1,12
Savoie	Bonneval (bourg Saint-Maurice).		1,20
Alger	Hammam-R'hira.	50°-70°	

Sources *étrangères* :

Bath (*Angleterre*)	45°	
Lucques (*Italie*)	39°-54°	
Louèche (*Suisse*).	51°7	

III. — **EAUX SULFUREUSES**

1° *SULFURÉES SODIQUES*

(*Plutoniennes*)

	Température	Altitude
Alpes-Maritimes : Saint-Martin-Lantosque . .	froide	
Berthemont-Roquebillière	29°5-30°5	
Ariège : Ax	25°7-77°5	716 m.
Carcanière. . . .	25°-59°	
Merens.	36°-45°	
Usson	19°-26°	
Aude : Escouloubre . . .	21°-49°	
Haute-Garonne : Bagnères-de-Luchon.	35°-64°5	630 m.
Basses-Pyrénées : Les Eaux-Chaudes	10°6-36°25	675 m.
Hautes-Pyrénées : Barèges. .	24°-45°	1.232 m.
Barzun	29°	600 m.
Cadéac	froides	
Cauterets	34°-52°9	980 m.
Loudenvieille. . .	froides	700 m.
Saint-Sauveur . .	22°-34°	770 m.
Tramezaygues . .	20°	970 m.
Pyrénées-Orientales : Amélie-les-Bains. . . .	47°-63°	250 m.
Canaveilles . . .	36°-60°	
Les Escaldes . . .	18°-42°3	1.350 m.
Graus-d'Olette. . . .	27°-79°	

Moligt . . .   37°5   450 m.
Nossa. . . .   22°4   250 m.
La Preste . .   44°   1.100 m.
Saint-Thomas .   22°4   250 m.
Le Vernet . .   34°-66°   620 m.

République d'Andorre : Las
          Caldas

2° *SULFURÉES CHLORURÉES SODIQUES*
(*Mixtes*)

	Température	Altitude
Isère : Choranche-les-Bains .	froide	
Basses-Pyrénées : Eaux-Bonnes	13°32°	750 m.
Hautes-Pyrénées : Argelès-Gazost . . .	12°	800 m.
Labassère. . .	12°	800 m.
Savoie : Challes-les-Eaux . .	10°	290 m.

3° *SULFURÉES IODURÉES SODIQUES*
(*Mixtes*)

	Température
Savoie : Marlioz	11°

4° *SULFURÉES DÉGÉNÉRÉES*
(*Mixtes*)

Savoie : Aix-les-Bains . . . .   45°

5º *SULFURÉES CALCIQUES*

(*Neptuniennes ou mixtes*)

		Tem- pérature —
Basses-Alpes. . .	Digne	36º-43º
	Saint-Martin.	
Hautes-Alpes . .	Saint-Bonnet. . . .	33º
Bouches-du-Rhône.	Les Camoins.	
Deux-Sèvres. . .	Bilazais.	
Doubs.	Guillon-les-Bains.	
Drôme.	Girondas.	
	Montbrun-les-Bains.	
Gard	Cauvalat.	15º
	Euzet-les-Bains.	
	Fonsanges. . . .	23º5
	Les Fumades. . .	14º
Gers.	Castera Verduzan.	
	Le Maska.	
	Le Moura-les-Bains. .	18º
Isère.	Allevard	16º
Landes.	Donzac.	
	Eugénie-les-Bains . .	16º-19º
	Gamarde	14º
Lot.	Villefranche-de-Rouer- gue.	
Lozère.	Bagnols-de-Lozère . .	45º
Nord	Saint-Amand . . .	25º
Oise.	Pierrefonds. . . .	12º
Pas-de-Calais . .	Meurchin.	

Basses-Pyrénées .	Cambo	21°8
	Garris.	13°
	Labets.	
	Saint-Boès	13°
	Sévignacq.	
	Suberlaché.	
Haute-Savoie . .	Chamonix	9°
	La Caille.	30°
	Menthon.	
	Sillingy.	
Seine-et-Oise . .	Enghien	10°
	Livry.	
Seine-et-Marne .	Thieux.	
Tarn.	Trébas.	
Vaucluse . . .	Montmirail	15°
Vosges	Dolaincourt.	

IV. — **EAUX BICARBONATÉES**

1° *BICARBONATÉES SIMPLES*

a) **Bicarbonatées sodiques**

(Plutoniennes)

Sources françaises :

Allier . . . Vichy . . . . . . $\left\{\begin{array}{l}\text{therm.,}\\\text{tempé-}\\\text{rées,}\\\text{froides}\end{array}\right\}$ 12° 44°

        Cusset.
        Saint-Yorre.
        Vaux.

Ardèche .	. Desaignes	froides
	Marcols	froides
	Saint-Andéol.	
	St-Sauveur-de-Montagut.	
	Saint-Fortunat.	
	Vals	froides 9°-16°
	Vernet-Prades . . .	froides ferrugin.
Loire . . .	Moingt.	
	Montbrison.	
	Montrond	26°
Haute-Loire.	Beaulieu (S. Serville).	
	St-Martin-de-Fugère.	
P.-de-Dôme.	Châteauneuf. . . .	12°-37°5
Pyr.-Orient.	Le Boulou	16°5-19°5

Sources étrangères :

Bohême. . .	Bilin	12°3
	Giesshubler. . . .	froides
	Teplitz-Schönan . .	thermales

b) **Bicarbonatées calciques**

(*Plutoniennes ou mixtes*)

Sources françaises :

Ardèche .	. Neyrac	12°-27°
	St-Georges-les-Bains.	
	Tournon.	
Aude . . .	. Alet	17°
	Campagne.	
	Rennes-les-Bains . .	thermales
Aveyron .	. Salles-la-Source.	

B-.du-Rhône.	Aix-en-Provence. .	34°-37°
Drôme. . .	Bourdouyre.	
	Bondonneau (Allan).	15°-17°
Eure . . .	Mesnil-l'Estrée.	
Gard . . .	Vergèze.	
Hérault . .	Foncaude	25°
	Montmajou. . . .	froides
	Rieumajou	froides
Loire . . .	Sail-les-Bains . . .	11°-34°
Haute-Loire.	Langeac.	
P.-de-Dôme.	Prompsat.	

Source étrangère :

Waldeck. . Wildungen.

c) **Bicarbonatées mixtes sodico-calciques**

(*Plutoniennes ou mixtes*)

Sources françaises :

Allier . . .	Argentière	froide
	Saint-Pardoux. . .	froide ferrugin.
	Tison-Villars . . .	11° ferrugin.
	La Trollière.	
Ardèche . .	Celle-les-Bains. . .	25° ferrugin.
Ariège. . .	Foncirgue.	
Drôme. . .	Condillac	12°
	Pont-Barret.	
Isère . . .	Monestier - de - Cler-	
	mont	10°
Hérault . .	Gabian.	
	Lamalou.	21°4-48°

Loire . . .	Renaison.	froide
	Sail-sur-Couzan . .	froide
	Saint-Alban. . . .	17°
	Saint-Galmier . . .	12°
	Saint-Romain-le-Puy.	froide
Lozère. . .	La Chaldette.	
	Quézac.	
Nièvre. . .	Fourchambault. . .	froide ferrugin.
	Pougues	12° ferrugin.
	Ste-Parize-le-Châtel.	17° ferrugin.
P.-de-Dôme .	Brômont.	13°-21°
	Châteldon.	
	Courpière.	
	Renlaigue (St-Dierry).	
	Saint-Floret. . . .	16°
	Ste - Marguerite (St- Maurice).	
	Saint-Myon. . . .	14°
	Sauxillange.	
Somme. . .	Amiens (S^{ce}-Huchers).	

Sources étrangères :

Prusse rhén. Apollinaris.
Hesse-Nassau. Schwalbach.
Alsace . . . Soultzmatt.

2° *BICARBONATÉES CHLORURÉES*

(*Plutoniennes ou mixtes*)

Sources françaises :

Cantal. . . Vic-sur-Cère.
P.-de-Dôme. Clermont (St-Allyre).
          Le Mont-Dore. . . . 10°-38°-47°

St-Nectaire.   .   .   .   10°-44°
  Rouzat.
  Royat.   .   .   .   .   .   30°-35°
  Vic-le-Comte.
Oran .   .   .   Hammam-ben-Hadjar.

Source étrangère :

Allemagne. . Ems.

3° *BICARBONATÉES CHLORURÉES. SULFATÉES*

Plutoniennes

Sources françaises :
Allier .   .   . Jenzat.
P.-de-Dôme. Châtel-Guyon.

Sources étrangères :
Bohême   .   . Carlsbad.
  Marienbad.
  Franzenbad.

V. — **EAUX DIVERSES**

1° *OLIGO-MÉTALLIQUES OU POLYMÉTALLIQUES*

a) **Thermales.**

(Plutoniennes)

Sources françaises :
Allier .   .   . Néris .   .   .   .   .   .   43°-58°
Ardèche .   . Saint-Laurent .   .   .   thermales

Ariège. . . .	Ussat	38°
Cantal. . .	Chaudesaigues. . .	81°
Creuse. . .	Evaux.	28°-56°
Gers . . .	Barbotan.	35°-36°
Hérault . .	Avène.	27°
Landes. . .	Dax	38°-64°
	Préchacq-les-Bains .	52°
	Saubusse.	24°-38°
Orne . . .	Bagnoles.	27°
H.-Pyrénées.	Ferrère	21°
Tarn . . .	Lacausse.	22°-24°
Vosges. . .	Bains-les-Bains . .	32°-50°
	Le Chaudeau . . .	23°
	Chaudes-Fontaines.	
	Fontaines-Chaudes .	25°4
	Plombières	29°-72°
Constantine.	Hammam-Meskoutine.	95°

Sources étrangères :

Autriche . .	Bad-Gastein.	
Italie . . .	Acqui.	38°-75°
Suisse . . .	Saxon.	

b) **Froides.**

Sources françaises :

Ardèche . .	Beaumont.
	Genestelle.
	Le Pestrin.
	Rocles.
	Sanilhac.
Aude . . .	Ginoles.

H.-Garonne. Boussan.
              Labarthe-Rivière.
              Saleich.
Isère . . . Echaillon.
P.-de-Dôme. Grandrif.
B.-Pyrénées. Saint-Christau.
H.-Pyrénées. Labarthe-de-Neste.
Haute-Savoie. Amphion.
              Evian.
              Thonon.
Seine-et-Oise. Forges-les-Bains.
Var. . . . . La Pioule (Le Luc).
              San Salvadour.

2° *ARSENICALES*

Sources françaises :

Ardèche . . Vals (Dominique).
P.-de-Dôme. La Bourboule.

Source étrangère :

Autriche . . Le Vico.

3' *EAUX FERRUGINEUSES*

		Carbonate de fer par litre
Ain.	Reyrieux.	0,070
Allier. . . .	**Saint-Pardoux.**	
	La Trollière.	
	Tison-Villars.	0,070

1. Plusieurs de ces sources ont déjà figuré dans d'autres
parties de la classification.

Alpes (Htes-).	La Lizolle.	
	Saint-Pierre-d'Argenson.	
Ardèche . .	**Celle-les-Bains** (S. Lévy). .	0,575
	Aspeijon.	
	Aizac.	
	Jauras.	
	Neyrac	0,08
Ardennes. .	Laifour	0,040
Ariège. . .	Saleich.	
	Sentein.	
Aude . . .	**Rennes-les-Bains** (S. Orcle).	0,154
Aveyron . .	Andabre.	0,065
	Camarès.	
	Cassuéjouls.	
	Sylvanès.	0,066
	Taussat.	
Calvados . .	Auctoville	0,014
	Brucourt.	0,066
Cantal. . .	**Vic-sur-Cère**	0,050
	Le Fau.	
	Sainte-Marie.	
	Tessière.	
Charente-Inf.	Soubise.	
Cher . . .	Azay-le-Ferron.	
Corse . . .	D'Ampugnani.	
	Caldane.	
	Orezza	0,128
	Pardina	0,020
	Porta.	
	San-Gavino.	
	Stazzona.	
	Tarrano.	

Côte-d'Or. .	Alize-Sainte-Reine.	
	Diancey.	
Garonne(Hte-)	Couret.	
	Ganties.	
	Salles.	
Gers . . .	Barbotan.	
Gironde . .	Cours.	
	Le Gredo.	
	Monsalat-Gazinet.	
	Saucats.	
Hérault . .	**La Malou** (S. Capus) . . .	0,0782
	Rieumajou.	
	Saint-Julien.	
I.-et-Vilaine.	**Dinan**	0,139
	Saint-Servan.	
Ind.-et-Loire.	Semblançay.	
Isère . . .	Cornillon.	
	Oriol	0,095
Landes. . .	Mont-de-Marsan.	
	Villeneuve.	
Loir-et-Cher.	Saint-Denis-lès-Blois . . .	0,057
Loire . . .	Feurs.	
	Pelussin.	0,042
	Roanne.	
Loire-Infér. .	La Chapelle-sur-Erdre. . .	0,0199
	Pornic	0,0058
	Préfaille.	0,018
Loiret. . .	Beaugency.	
Lot-et-Garon.	Casteljaloux.	
Lozère. . .	Saint-Amans.	
	Bagnols.	0,0329
	Laubiès.	

M.-et-Loire .	Beaugé.	
	Challonnes.	0,012
	Martigues-Briand.	
	Segré.	
	Thouarée	0,020
Manche . .	Dragey.	
	Saint-Lô.	
	Saint-Sauveur-le-Vicomte.	
Marne (Hte-).	Louvemont.	
	Saint-Dizier	0,110
Mayenne . .	Le Bourgneuf.	
	Château-Gontier	0,104
	Grazay.	
	Niort.	
M.-et-Moselle.	Garey.	
	Mont-Saint-Martin.	
	Nancy.	
Meuse . . .	Bettancourt-la-Ferrée.	
Morbihan . .	Pontivy.	
Nièvre . . .	**Pougues** (S. Bert)	0,0296
	Sainte-Parize-le-Châtel. . .	0,0376
Oise . . .	Fontaine-Bonneleau. . . .	0,063
Orne . . .	Bellême.	
	Courtemer.	
P.-de-Calais.	Boulogne.	
	Wiers-au-Bois.	
P.-de-Dôme.	**Chateldon**.	0,035
	Clerm.-Ferrand (St-Allyre).	0,034
	(St-Joude) .	0,051
	(Roches). .	0,046
	(Puits Loise-	
	lot). . .	0,432
	Chabetout	0,047

	Renlaigue (Ste-Dierry) . .	0,080
	Royat (St-Victor)	0,058
	(Ste-Eugénie) . . .	0,074
	St-Nectaire (Source Rocher).	0,0257
	Saint-Priest	0,066
	Sauxillanges	0,06
B.-Pyrénées.	**Cambo**	0,0084
	Lescure.	
H.-Pyrénées.	Beaucens.	
Rhône . . .	**Charbonnière**	0,040
Haute-Saône.	**Luxeuil** (P. Romain) . . .	0,0099
	(Temple)	0,0204
	Etuz	0,139
S.-et-Loire.	St-Christophe en-Briançonnais	0,0223
Sarthe. . .	Ruillé.	0,027
Savoie. . .	Albertville.	
	La Bauche.	0,0572
Seine . . .	Passy-Auteuil.	0,0456
S.-Inférieure.	Aumale.	
	Forges-les-Eaux.	0,0088
	Gournay.	0,093
	Rouen	0,044
	Valmont.	0,077
S.-et-Marne.	**Provins.**	0,106
Seine-et-Oise.	Montmorency.	0,0214
	Trianon.	0,020
Somme. . .	**Amiens** (Les Huchers). . .	0,022
	(Petit-Saint-Jean) .	0,033
Tarn . . .	Lacaune.	0,020
Vendée . .	Faymoreau.	0,091
Vienne. . .	La Roche-Pozay.	
Vosges. . .	**Bussang**	0,027

Yonne . . .	Appoigny.
	Toucy.
Algérie . .	Ben-Haroun.

Sources étrangères :

Allemagne .	**Hombourg** (Hesse-Nassau) .	0,112
	Pyrmont (Waldeck). . . .	0,057
	Rippoldsau (Duché de Bade).	
	Soultzbach (Alsace). . . .	0,65
	Schwalbach (Hesse-Nassau).	
Belgique . .	**Spa**	0,119
Suisse . . .	**Saint-Moritz**	0,03

CHAPITRE XI

Conditions générales d'application des cures hydrominérales

Les eaux minérales constituent une *matière médicale minérale vivante* qui, d'après Landouzy, imprègne le malade du renouveau de ses contacts actionnels pour le solliciter à une continuité de phénomènes réactionnels.

Les récentes découvertes de la physico-chimie, sur la constitution des solutions, sur l'*ionisation* des sels dissous ; les analyses modernes, qui nous montrent la complexité des éléments dissous dans les eaux d'origine plutoniennes ; la constatation de la présence des gaz rares et de la radioactivité ; nous permettent de concevoir le mécanisme de l'action puissante des cures hydrominérales, que l'empirisme de nos devanciers avait su découvrir. Elles nous incitent à réglementer ces cures d'après nos progrès dans la connaissance plus exacte de la constitution de ces eaux, et des échanges qu'elles provoquent lorsqu'elles réagissent sur les plasmas de l'organisme.

Comme l'a si bien dit Landouzy : « *C'est par l'amendement qu'elle est capable d'apporter dans les viciations humorales, dans les troubles fonctionnels, dans les adultérations organiques engendrées par les maladies infectieuses et par les intoxications, c'est par l'influence qu'elle a sur les dyscrasies, que la médication thermale peut se vanter d'être de toutes les médications celle dont le domaine n'a pas de limite.* »

Les méthodes d'application sont complexes et muables, car l'agent hydrominéral varie de composition, de température, de teneur en gaz et de radioactivité suivant les sources.

Il faut donc au médecin, qui utilise cet agent mobile, non seulement connaître toutes les particularités de la diathèse qu'il veut combattre, mais aussi les réactions physico-chimiques engendrées par l'activité particulière des eaux qu'il emploie lorsqu'il met en contact la solution hydrominérale complexe et la solution vivante des plasmas de ses malades. Il lui faut prévoir quel sera pour l'organisme le résultat des échanges qui vont s'effectuer entre l'agent médicamenteux et les plasmas.

C'est toute une thérapeutique nouvelle, qui d'empirique, entre dans la phase scientifique, par l'application à la médecine des notions précises qu'ont apportées à la chimie-physique des solutions aqueuses, les théories modernes.

Il n'est plus permis de se payer de mots, de

parler de *force vitale* des eaux natives, et autres expressions banales.

On doit entrer résolument dans l'étude technique expérimentale de ces actions électives, connues déjà empiriquement ; seul ce travail permettra de progresser dans la spécialisation des applications thérapeutiques des eaux minérales.

La thérapeutique hydrominérale met en œuvre diverses méthodes d'application des eaux.

1° *Administration « intus ».* — Cette administration se fait dans des conditions très différentes dans les diverses stations, suivant la composition chimique des eaux et la réaction de l'organisme que l'on désire obtenir.

On a même tenté d'administrer l'eau minérale en *injections hypodermiques*, dans certains cas particuliers.

La connaissance de la conductibilité électrique et celle du point cryoscopique d'une eau, sont deux points qu'il importe de connaître, pour réglementer l'administration *intus* des eaux minérales ; car ces notions permettent d'apprécier les effets physico-chimiques de ces eaux vis-à-vis des humeurs.

En général, les eaux minérales sont bien tolérées par les voies digestives. Dans certains cas on est obligé de modifier leur thermalité, réchauffer les eaux froides, refroidir les eaux thermales pour les faire supporter par l'organisme.

Dans d'autres cas on modifie leur concentration

moléculaire par dilution ou par addition de sels provenant de la concentration des eaux de la source.

En France on tend à faire prendre les eaux minérales dans les conditions aussi rapprochées que possible de celles qui se trouvent réalisées au griffon.

A l'Etranger on modifie plus volontiers la composition de l'eau naturelle, pour obtenir le résultat thérapeutique voulu.

A Carlsbad par exemple, on additionne l'eau du Sprudet de sel de Carlsbad (sulfate de soude), obtenu par cristallisation de l'eau concentrée par évaporation, pour obtenir un effet laxatif.

A Kissingen on utilise comme laxatif une solution amère obtenue par concentration des eaux.

Applications externes. — Les applications externes sont variées. On applique l'eau directement sur les organes à soigner : muqueuses nasales, pharynx, muqueuse pulmonaire en prescrivant les *gargarismes, douches nasales, douches pharyngées, humages, inhalations, pulvérisations*. Mais la principale application est la *balnéation*, qui se donne sous toutes les formes : bains en eau calme, bains en eau courante, bains gazeux. Douches marines, bains de vagues, demi-bains, pédiluves, manuluves, bains de boues, etc.

On ajoute à la balnéation : les *irrigations* des diverses cavités : irrigations vaginales, irrigations intestinales, lavage de l'estomac.

Les diverses pratiques de l'*hydrothérapie :* dou-

ches sous toutes les formes, douches massages ; les
bains de vapeur pour lesquels les Romains de
l'antiquité sont encore nos maîtres : étuves, bains
de vapeur totaux ou locaux.

Enfin depuis quelque temps les stations hydrominérales se sont outillées pour permettre l'application de tous les procédés de la thérapeutique
physique.

A l'étranger, les adjuvants de la cure ont pris
un tel développement qu'ils paraissent devenir
dans les stations allemandes le principal.

Les stations thermales françaises ont résisté
à cet engouement, et au lieu de devenir exclusivement des lieux de cures physiques, stations
à toutes fins ; elles ont cherché à conserver leur
individualité thérapeutique et leur spécialisation,
basée sur la composition chimique et l'action pharfoo-
macologique des eaux thermales. Nos médecins
hydrologues, cliniciens avertis, ont perfectionné
l'héritage scientifique de leurs devanciers, en ajou-
tant aux pratiques séculaires de l'empirisme les
ressources de la médication physique : *kinésithéra-*
pie, mécanothérapie, électrothérapie, mais en laissant à ces pratiques leur rôle de second plan et
d'adjuvant de la cure thermale.

La *climatothérapie* est aussi un adjuvant important de la cure hydrominérale, suivant le tempérament du malade et l'affection à traiter, le choix
de la station n'est pas indifférent ; aussi le médecin traitant, suivant l'affection à guérir ou à sou-

lager, après avoir déterminé la nature chimique des eaux à ordonner : chlorurées, sulfatées, sulfurées, thermales, etc., doit pour choisir la station connaître les besoins du tempérament du malade, pour déterminer l'espèce de climat, et l'attitude qui lui convient.

La France est encore à ce point de vue privilégiée, car nos stations thermales sont réparties sous les divers climats, qui font de notre pays le joyau de l'Europe.

Climats marins, climats d'altitudes, climats sédatifs, climats excitants se partagent nos eaux, et l'on peut dire qu'il n'y a que l'embarras du choix.

Nous reviendrons sur ce point important des climats, à propos de chacune des stations que nous avons à étudier.

Diététique. — La cure hydrominérale doit être complétée par une cure diététique. Il n'est pas nécessaire d'insister sur l'importance du régime alimentaire au cours de la cure thermale.

Partout où le contrôle médical de la diététique a été accepté par les hôteliers, il en est résulté pour la station un nouvel élément de prospérité.

Ce point de vue important sera étudié à propos de chacune des stations.

Post-cure. — Une cure minérale, qui a révolutionné l'organisme, renouvelé ses humeurs, doit être suivie de soins spéciaux, il est indispensable que ce traitement, qui a profondément modifié la composition des humeurs, l'équilibre de l'organisme et de la nutrition soit complété par une *post-cure,* pendant laquelle le malade, dans une station de demi-altitude, jouissant d'un climat approprié à son tempérament, jouira d'une période de calme et de repos.

Dans un second volume, qui paraîtra prochainement, consacré à l'action pharmacologique des eaux minérales, ces importantes questions seront traitées à propos de chacune des stations françaises.

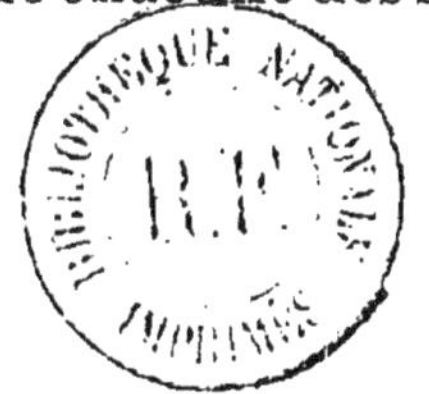

TABLE DES MATIÈRES

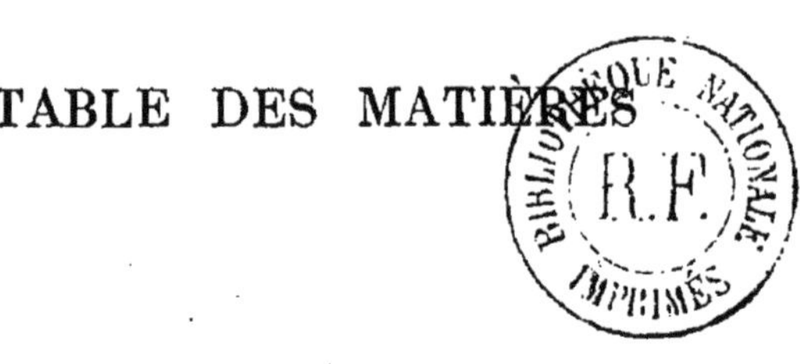

DEUXIÈME PARTIE

Propriétés physiques et chimiques des eaux minérales

Chapitre VI

Chapitre VII

Chapitre VIII

Chapitre IX

Chapitre X

Chapitre XI

Vigot Frères

Éditeurs

EXTRAIT

DU

CATALOGUE GÉNÉRAL

PARIS

23, PLACE DE L'ÉCOLE-DE-MÉDECINE

VIGOT FRÈRES, Éditeurs, 23, Place de l'Ecole-de-Médecine, PARIS

TRAITÉ

DE

CHIMIE PHARMACEUTIQUE

PAR

Alfred GILKINET

Professeur à l'Université de Liège
Membre de l'Académie Royale des Sciences de Belgique

TROISIÈME ÉDITION TRÈS AUGMENTÉE

Tome Ier. *Chimie organique*
Tome II. *Chimie inorganique*

2 volumes in-8° avec figures. . . . . . . **25** fr.

Envoi franco contre mandat postal

VIGOT FRÈRES, Éditeurs, 23, Place de l'École-de-Médecine, PARIS

LES APPLICATIONS COURANTES

DU

MICROSCOPE

PAR

C.-N. PELTRISOT

Docteur ès sciences
Chef des Travaux micrographiques à l'École supérieure
de Pharmacie de Paris

Avec 17 planches en couleurs

Un volume in-18 écu, cartonné. . . . . **5 fr.**

Envoi franco contre mandat postal

MAYENNE

IMPRIMERIE CHARLES COLIN